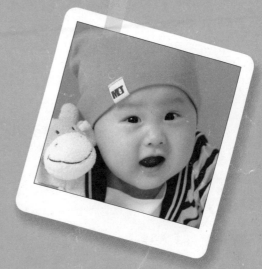

0~1岁 聪明宝宝

左脑右脑大开发

首都儿科研究所生长发育研究室　主任医师　高振敏　主编

重庆出版集团 重庆出版社

图书在版编目（CIP）数据

0～1岁聪明宝宝左脑右脑大开发／高振敏 主编. —重庆：重庆出版社，2009.7

（家庭典藏系列）

ISBN 978-7-229-00135-3

I.0… Ⅱ.高… Ⅲ.婴幼儿－智力开发 Ⅳ.G610

中国版本图书馆CIP数据核字（2009）第110210号

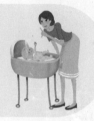

家庭典藏系列

0～1岁聪明宝宝

左脑右脑大开发

出 版 人：罗小卫

策 　 划：华章同人

责任编辑：陈建军

特约编辑：蔡 霞

封面设计：孙阳阳

制 　 作：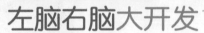（www.rzbook.com）

重庆出版集团 出版
重庆出版社

（重庆长江二路205号）

北京爱丽精特彩印有限公司 印刷

重庆出版集团图书发行公司 发行

邮购电话：010-85869375/76/77转810

E-MAIL：tougao@alpha-books.com

全国新华书店经销

开本：787mm×1092mm 1/16 印张：16印张 字数：360千字

版印次：2009年8月第1版 2010年5月第2次印刷

定价：29.80元

如有印装质量问题，请致电023-68706683

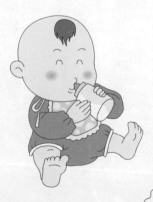

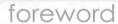 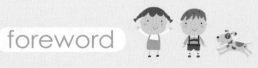

当您拿起这本书时，我们猜想，您一定是一位深爱着宝宝的爸爸或妈妈。您知道吗？您手中的这本书，正是帮助您的宝宝开发智能的宝典。

每一位爸爸、妈妈都希望自己的宝宝能聪明过人，因此都绝不会忽略对宝宝的智力和潜能的开发。那么您是否知道，在宝宝身心成长的过程中，大脑都扮演着什么样的角色？您的宝宝是左脑优势，还是右脑优势？该如何均衡刺激左右脑发展？本书就来帮您解答这些问题！

大脑是人类智慧的源头，它分为左脑和右脑，而我们的左脑和右脑是以显著不同的方式进行着神奇的工作：左脑偏向于使用语言、数字、逻辑性进行思考，而右脑则擅长在图形、空间、想象方面的思考。尽管如此，两个大脑半球并非分工式进行，而是互相支持，互相协调，两侧半脑以每秒10亿位次的速度彼此交流。

研究发现，0～3岁是孩子大脑发育最快、最关键的时期。巴甫洛夫说："婴儿从降生的第三天起开始教育，就迟了两天。"蒙台梭利博士也曾说过："人生头三年胜过以后发展的各个阶段。"因此，要让我们的宝宝日后更聪明、智能发育更好，一定要抓住宝宝人生的头三年这个最关键的阶段，充分开发宝宝的智能，使宝宝的左、右脑协调并用，充分整合。

只有开发出大脑的主要能力，宝宝的大脑日后才能分化出更多、更复杂的能力。左脑的主要功能可分为语言智能、逻辑思维智能、数学智能、自然智能和听觉记忆智能，而右脑的主要功能可分为形象思维智能、空间知觉智能、创造性思维智能、肢体协调智能、人际关系智能和视觉记忆智能。因此，家长应在宝宝大脑定型之前，以轻松、自然的方式，帮助宝宝将左、右脑的各种能力都诱导出来。而对于0～3岁的宝宝来说，开发左、右脑最自然的方式就是游戏。可以说，游戏是启迪宝宝全部智慧与潜能的最佳途径。

本套图书适合0～3岁的婴幼儿，共分两个阶段：0～1岁和1～3岁。书中针对不同时期宝宝的发育特征，为宝宝精心设置了各种游戏项目，并有专家专门为父母解答此类游戏对宝宝智能的启发作用。父母最好在宝宝一出生，就按本套书中提供的游戏和测试分阶段对宝宝进行训练，让宝宝的潜能尽早得到开发，帮助宝宝健康成长，赢在起跑线上！

高振敏

首都儿科研究所生长发育研究室　主任医师

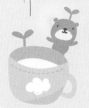

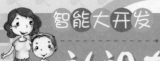

认识左脑和右脑

每位父母都希望自己的宝宝聪明过人，从宝宝刚出生的时候就开始关注宝宝脑部的发育。有的父母不明白为什么自己的宝宝比同龄的小朋友智力发育慢，总认为可能是自己教育方式不对或者是宝宝的营养跟不上。其实，这些都不是主要原因，专家告诉我们，宝宝的智力发育和左脑、右脑的发育有着很大的关系。

我们都知道，人脑是由左脑和右脑共同组成的，左脑负责语言、逻辑思维、数学、自然和记忆几大任务，还主要控制着知识、判断、分析、思考等。它负责把人看到、听到、触到、嗅到及品尝到的信息转换成语言来传达。右脑则侧重形象情感功能，它主管形象思维，主要负责直观的、综合的、几何的、绘图、音乐、图像的认识、思考行为，右脑对复杂关系的处理远胜于左脑。想要宝宝变得聪明，就要对左、右脑进行有针对性的练习。

◆ 针对宝宝右脑的练习：

01 拿玩具

让宝宝舒服地平躺在床上，父母站在宝宝左边轻声呼唤宝宝，引导宝宝将头转向左侧。然后，父母手中拿一个宝宝喜欢的玩具逗宝宝，让宝宝伸出左手来拿玩具。拿到之后，父母可以让宝宝玩一会儿。

02 换手

妈妈先让宝宝保持坐姿，然后拿一个宝宝喜欢的玩具给宝宝玩。这时宝宝会习惯性地伸出右手接玩具。等宝宝拿住以后，妈妈再拿一个玩具给宝宝，引导宝宝伸出左手接。如果宝宝把右手的玩具丢掉，妈妈就要将宝宝丢掉的玩具再递到宝宝的左手上，直到宝宝学会用左手接东西。

03 涂色

妈妈给宝宝一张画有太阳、苹果、香蕉等简单图案的纸，然后给宝宝一支彩笔，让宝宝试着用左手握笔给这些图案涂上颜色。宝宝涂完之后，妈妈要记得给予鼓励。

04 扔球

妈妈准备一个小筐或纸篓等圆筒形的物品，然后递给宝宝一个塑料球，让宝宝用左手向筐里投球，每次投 10 个球。妈妈也可以和宝宝比赛，激发宝宝的兴趣。

◆ 针对宝宝左脑的练习：

01 帮玩具搬家

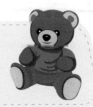

对于比较习惯用左手的宝宝来说，妈妈可以让宝宝坐在床上，将玩具放在宝宝身体的右侧，然后让宝宝用右手将玩具放到身体的左侧，为宝宝制造多使用身体右手的机会。

02 玩石头、剪刀、布

妈妈和宝宝玩石头、剪刀、布的游戏，让宝宝用右手做出相应的手势。比如，当妈妈出剪刀的时候，宝宝就要动用右脑，作出出"石头"的判断。这个游戏可以反复进行，妈妈也可以适当地增加难度。

03 弹钢琴

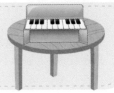

一般来说，宝宝弹钢琴应该要等到 5 岁以后。但是为了开发宝宝的左脑，父母可以先让宝宝接触钢琴，让宝宝试着用右手去按琴键，通过刺激宝宝右手的指尖来刺激左脑。

04 故障机器人

妈妈可以和宝宝玩机器人的游戏，让宝宝假装是一个出了故障但又要执行任务的机器人。比如，妈妈可以跟宝宝说"机器人左手出故障了，需要用右手拿杯子"，或者"机器人左手不听指令了，用右手制止它"。总之，妈妈要想出很多"故障"让宝宝只用右手做事。

虽然左脑和右脑的形状是完全一样的，但是功能却有很大的差别。如果过分地开发左脑，在宝宝长大之后，左脑就会占有控制权，右脑就会被有意识地压制。同样道理，如果过分地开发右脑，左脑的功能也会被压制。所以，在训练宝宝的过程中，一定要两者兼顾,这样您的宝宝就一定会变得聪明过人。

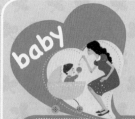

对宝宝 智能发育的评价

宝宝智能发育水平是每个父母普遍关心的课题，也是对智能训练能否取得效果进行正确判断的重要手段。根据国内外的广泛研究，比较一致的意见，主要是根据宝宝左脑、右脑的大运动、精细动作、适应能力、语言和社交行为等发育水平来进行综合评价。虽然因孩子所处的环境不同，其间可能存在差异，但一般说来，普遍从以下几大智能发育进行测评。

左脑智能开发标准

 语言智能

词汇量 掌握大量的字、词和句子，并能灵活运用的能力。

理解能力 明白对方通过语言、文字等传达含义的能力。

表达能力 将感情、观点、思想等通过语言表达出来的能力。

组织能力 将语言要素按一定的语法规律组合起来，表达一定含义的能力。

写作能力 通过文字表达观点及对事物的看法，并能进行创作的能力。

 数学智能

排序能力 通过对不同大小、长度、宽度、量、周长的事物进行观察，掌握事物排列规律的能力。

计算能力 按照公式（加、减、乘、除）计算出正确答案的能力。

条理性发展 能根据事物的发展规律，遵循一定的秩序，对事物进行分析和研究，提高思维条理性的能力。

 逻辑思维智能

分类能力 根据事物的不同特性进行归类的能力。

判断能力 通过分析总结，肯定或否定某种事物的存在，或指出事物具有的某种属性。

对比能力 对事物进行相互比较，并能找出某种特征的能力。

归纳能力 由一系列的条件，概括出一般规律或原理的能力。

分析能力 将比较复杂的事物分成简单的部分，并能找出事物之间的相互联系的能力。

推理能力 根据一个或几个已知条件，推断出一般规律或原理的能力。

总结能力 通过对已知事物的分析研究，概括出指导性结论的能力。

 听觉记忆智能

听觉记忆能力 通过听觉记住事物、图形的能力。

point 5 自然智能 ★★★

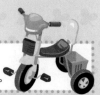

（认知能力） 判断自然界中事物是此而非彼的能力。

（事物联系能力） 掌握事物内部或彼此间相互关系，并借此分析事物的能力。

右脑智能开发标准

 point 1 形象思维智能 ★★★

（图形认知能力） 准确辨认圆形、三角形、正方形等不同图形的能力。

（形态认知能力） 通过事物的外在形状或特征，判断是此而非彼的能力。

（对称认知能力） 认识和理解点、线、面及由它们构成的图形被反射，或以对称轴为中心旋转后所得的图形能与原来图形重叠的原理的能力。

 point 3 创造性思维智能 ★★★

（观察能力） 能够通过观察理解事物表现出来的特点的能力。

（推断能力） 能够通过给出的不同条件、情况的变化推断出不同结果的能力。

（组合能力） 能将多个要素或部分组合成有机整体的能力。

（规律分析能力） 通过观察分析得出数字、图形、语言的内在联系规律的能力。

（解决问题能力） 将一个事物或现象分成几个简单的部分，并能找出各部分的本质属性和相互之间联系的能力。

 point 5 视觉记忆智能 ★★★

（视觉记忆能力） 通过观察记住图形或事物的能力。

 point 2 空间知觉智能 ★★★

（位置判断能力） 理解和区分事物的上下、前后、左右之间的位置关系的能力。

（空间感知能力） 理解事物立体外形特征和基本立体图形，并能判断是否正确的能力。

 point 4 人际关系智能 ★★★

（理解能力） 能理解他人的立场和观点，并站在对方角度思考问题的能力。

（自知能力） 了解自己的能力，并知道如何去处事的能力。

（情感表达能力） 能将自己的情感和想法通过语言或肢体表达出来的能力。

（内省能力） 能通过自我反省，认识自己的缺点或错误，并能积极改正的能力。

 point 6 肢体协调智能 ★★★

（动手能力） 手指具有一定的灵活度和精细度，能自己动手制作作品的能力。

（肢体协调能力） 肢体能协调运动，并能保持平衡的能力。

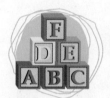

目录 Contents

左脑右脑大开发

● zuonao younao dakaifa

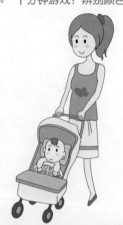

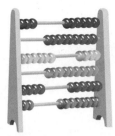

part 03 第三个月 61～90天

左脑开发训练室

右脑开发训练室

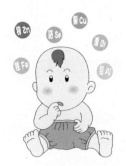

part 04 第四个月 91～120天

左脑开发训练室

右脑开发训练室

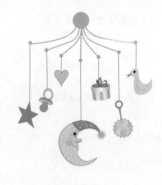

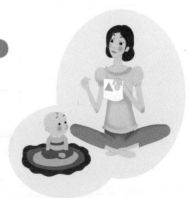

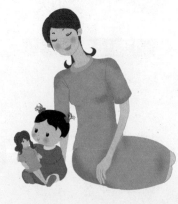

聪明宝宝身体发育一览表

第一个月 0~30天

一声嘹亮的啼哭，宝宝用独特的方式宣布
他来了，他的存在不容忽视
虽然已经幻想了无数次宝宝的样子
但初见宝宝时仍无法抑制泪满眼眶
一双双手小心翼翼地将他递过来又递过去
生怕伤到他那还隐约看得见血管的薄薄皮肤
这时候，小家伙却睡着了
旁若无人的安静，从梦中发出笑声
那是一个美好的地方，只有他能明白
只有他能在其中自由驰骋

● 宝宝左脑、右脑智能测评标准

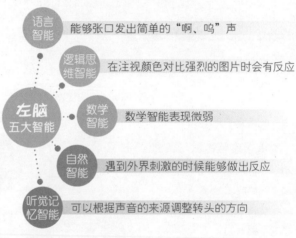

左脑
五大智能

语言智能	能够张口发出简单的"啊、呜"声
逻辑思维智能	在注视颜色对比强烈的图片时会有反应
数学智能	数学智能表现微弱
自然智能	遇到外界刺激的时候能够做出反应
听觉记忆智能	可以根据声音的来源调整转头的方向

右脑
六大智能

形象思维智能	遇到熟识的人或事物时，能够给予短时间的注视
空间知觉智能	能对快速移动的物体做出反应
创造性思维智能	能够模仿简单的动作
肢体协调智能	可以抓握较小的物体
人际关系智能	会以哭、笑表达自己的情绪
视觉记忆智能	目光可以短距离追随颜色鲜艳的物体

Baby & mother
本月训练重点

扩大感官刺激，设定听觉、视觉和触觉的练习。训练颈部肌肉。锻炼手部的灵活性。促进笑和发音，让宝宝更乐意与外人交往。

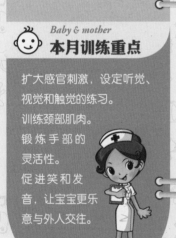

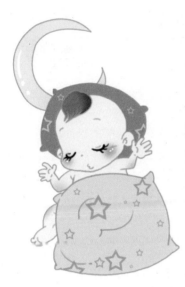

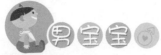

男宝宝

身高	平均 50.4 厘米（47 ~ 53.8 厘米）
体重	平均 3.3 千克（2.54 ~ 4.06 千克）
头围	平均 34.3 厘米（31.9 ~ 36.7 厘米）
胸围	平均 32.3 厘米（29.3 ~ 35.3 厘米）
前囟	平均 2.5×2.5 厘米
后囟	平均（0 ~ 1）×1.5 厘米

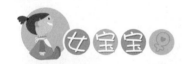

女宝宝

身高	平均 49.8 厘米（46.6 ~ 53 厘米）
体重	平均 3.2 千克（2.48 ~ 3.92 千克）
头围	平均 33.9 厘米（31.5 ~ 36.3 厘米）
胸围	平均 32.3 厘米（29.4 ~ 35.0 厘米）
前囟	平均 2.5×2.5 厘米
后囟	平均（0 ~ 1）×1.5 厘米

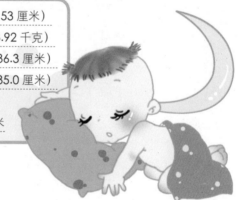

您的宝宝的身体发育记录

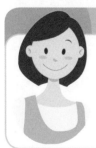

出生身高	（厘米）	出生胸围	（厘米）
出生体重	（千克）	出生前囟	（厘米）
出生头围	（厘米）	出生后囟	（厘米）

左脑开发

第一个月（0~30天）

训练室

>>>

　　宝宝刚出生时，脑重仅有350~400克，约为成人脑重的25%。此时大脑外形已具备成人脑的形状，也具备成人脑的基本结构，但功能上远不及成人。此时宝宝会运用视觉、听觉、味觉、嗅觉、触觉等感官来认识和熟悉环境。能听见人的说话声音，有语音偏好，喜欢妈妈的声音，并能应和着发出细小的喉音，嘟哝出3~4个声调；喜欢周围的环境，喜欢被大人抱起来，喜欢听愉快的音乐。这个月父母要尽量多地引导宝宝发音，并让宝宝多看、多听，以此来初步开发宝宝的左脑。

Baby & Mother

语言智能

为宝宝唱歌 ●●●●●●●●●●●●●●●●●●●●●●●●●●●●●●●●●●●●●

●益智目标

　　培养宝宝的发音及口唇模仿能力，刺激语言发育。

●亲子互动

　　健康的新生儿从出生后几分钟就开始有看的能力，出生1~2天的宝宝，就喜欢睁大眼睛，专注地看着妈妈。这时候，妈妈可选一些妊娠期曾为胎儿唱过的歌曲，脸对脸地唱给宝宝听，观察宝宝的表情和反应。

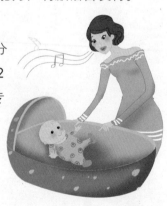

- 语言智能
- 逻辑思维智能
- 数学智能
- 自然智能
- 听觉记忆智能

●专家在线

　　妈妈的口形对宝宝很有吸引力，这样做游戏可以刺激宝宝张口发音。妈妈的表情可以夸张些，这种神情会带动宝宝处于活跃状态，刺激宝宝想要模仿你的口形。同时，给宝宝唱歌也能刺激宝宝的听力。

和宝宝一起发音

● **益智目标**

引导宝宝回应性发音，锻炼宝宝的发音能力。

● **亲子互动**

在宝宝啼哭时，妈妈可学着宝宝发出同样的"啼哭"声，引导宝宝应和。宝宝在高兴时，嘴里会发出"啊、呜"等声音，对此妈妈也要跟着应和，促使宝宝发出更响亮的声音。

● **专家在线**

这个游戏能鼓励宝宝学会用声音同别人呼应，锻炼宝宝的语言表达能力。有时也可用录音机录下宝宝的发音，在他睡醒时播放，让宝宝喜欢自己的声音。宝宝每次发出的声音不会完全相同，因为他还未学会控制自己的声音，他随意张嘴，随意发音。要经过几个月的练习，宝宝才能有意识地发出要发的声音。

说悄悄话

● **益智目标**

帮助宝宝理解语言的含义，提高宝宝学习语言的积极性，促进宝宝语言智能的正常发育。

● **亲子互动**

在宝宝醒着的时候，妈妈可轻柔地与宝宝说话。在距离宝宝10厘米左右的位置与宝宝说，如："宝宝睡醒啦，宝宝真好看，宝宝是妈妈的宝宝"等。

不要让宝宝长时间哭泣。如果宝宝哭了，妈妈可以用温和亲切的语调哄宝宝："宝宝怎么了？宝宝不哭，妈妈在这儿呢。"

在给宝宝喂奶时，可以反复与宝宝说："宝宝饿肚肚了，妈妈要给宝宝喂奶了。"在为宝宝换尿布、洗澡时，也要多同宝宝讲话，最好采用问答式和宝宝交流，如："妈妈给宝宝换尿布怎么样？"刺激宝宝的发音兴趣。

● **专家在线**

无论父母在与宝宝做什么，都要用柔和的语调与宝宝说话，帮助宝宝逐渐理解一些简单语言的含义，提高他对语言的兴趣。同时，经常与宝宝说话，还能愉悦宝宝的情绪，使宝宝因得到关怀而对父母产生信任。

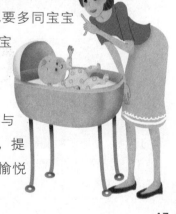

Baby & Mother

逻辑思维智能

找妈妈

●益智目标

增进与宝宝之间的感情，发展宝宝追视的能力，逗引宝宝发音。

●亲子互动

将小宝宝放在柔软的小床上，让宝宝舒适地仰卧。

妈妈面对宝宝，与宝宝视线相对，然后妈妈慢慢转身，移到宝宝的侧面，一边移动一边对宝宝说："妈妈呢？""妈妈在哪里？"然后再慢慢移入宝宝的视线内，边移动边说："妈妈呢？""妈妈在这里！"

宝宝玩得高兴时，便会发出"咿咿呀呀"的欢快声。

●专家在线

1个月的宝宝最喜欢看的就是妈妈的脸，也非常喜欢妈妈的声音，妈妈的脸和声音会让宝宝感到非常愉快。而且，宝宝都是先听后说的，经常反复和宝宝讲话，能让宝宝储存语音信息，有利于发展语言。

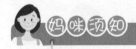 妈咪须知

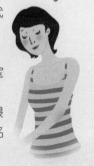 跟宝宝说话不要用代词，理解"你、我、他"等代词是1岁以后的事情。妈妈就是妈妈，宝宝就是宝宝，不要用我或你。例如，告诉宝宝：妈妈要给宝宝喂奶了，或者叫着宝宝的名字，给宝宝喂奶。

看明暗

●益智目标

锻炼宝宝的视觉观察及对比能力，训练逻辑思维智能。

●亲子互动

找来一张白纸和一支黑色的笔，然后将白纸对折，用笔将纸的半面涂黑，另半面空白。

在宝宝清醒时，将这张涂好的纸举到离宝宝眼睛30厘米的地方晃动，逗引宝宝观看。

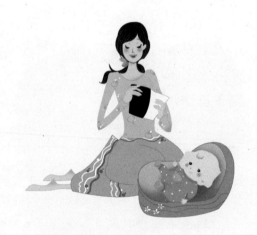

●专家在线

此游戏可在宝宝出生后半个月进行。妈妈应注意观察宝宝的眼球是否会在黑白两个画面上转动。通过这样的游戏，不仅能发展宝宝的视觉，更重要的是能训练宝宝对两种事物的对比判断能力，培养逻辑思维。

数学智能

Baby & Mother

小红帽，小蓝帽

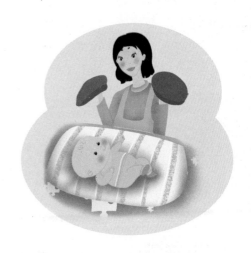

●益智目标

帮助宝宝感觉数量变化，提高数学能力。

●亲子互动

妈妈分别将两顶小帽子套在两只手上，吸引宝宝的注意。

为宝宝念儿歌："小红帽，小蓝帽，一眨眼睛不见了"。

念"小红帽"的时候，将戴红帽子的手稍稍举高，在宝宝面前慢慢晃动两下；念"小蓝帽"的时候，将戴蓝帽子的手稍稍举高，在宝宝面前晃动两下；念"不见了"的时候，速度稍快地将两只手背在背后，或将一只手背到背后。

●专家在线

出生 1 个月内的宝宝，数学智能表现微弱，但这并不代表宝宝没有数学智能。对于婴幼儿来说，早些理解数量的概念，有利于他们日后数学智能的提高，所以父母要尽量帮助宝宝感受数量的变化。这个游戏不仅能帮宝宝感受数量，还能锻炼宝宝的空间知觉，并能让他感受物体在空中的运动。

宝宝迈步

●益智目标

帮助宝宝提高数学能力。

●亲子互动

妈妈扶着宝宝站在桌上或硬板床上，不要太用力，宝宝会主动往前迈步。在宝宝迈步的同时，妈妈数数："一步"、"两步"、"三步"。因为刚出生 1 个月的宝宝每次最多只能迈 8~10 步，所以数字的范围也要控制在 10 以内。

●专家在线

新生儿迈步是先天获得的反射活动，如果不能及时锻炼，在出生 56 天前后，这种本能就会消失。宝宝迈步这个游戏除了能增进宝宝下肢肌肉能力，使宝宝早日站立学步外，还能给宝宝灌输数字概念，促进宝宝左脑发育。

举一反三

除了用帽子外，也可以换成两三种颜色对比鲜明的小玩具，代替帽子与宝宝做游戏。

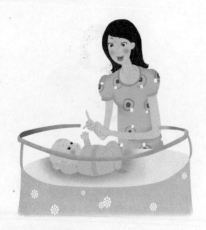

➡ Baby & Mother 🍼

自然智能

听雨声

● 益智目标

　　培养宝宝认识自然界事物的能力。

● 亲子互动

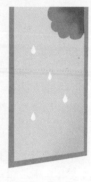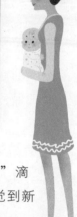

　　下雨天，可以和宝宝一起坐在窗前听外边的雨声，边听边给宝宝唱儿歌："小雨小雨哗哗下，宝宝快长大。"滴滴答答的雨声能让宝宝感觉到新的刺激，感受自然的刺激。

● 专家在线

　　父母在照顾宝宝时，要帮助宝宝熟悉生活中的各种声音，让宝宝多接触大自然中各种事物发出的声音，比如雨声、雷声、动物的叫声等，不仅能丰富宝宝的听力，更主要的是帮助宝宝辨别自然界中的各种事物，提升宝宝的自然智能。

　　妈妈与宝宝说话时尽量用普通话，并注意不可用过强的噪声似的语言刺激宝宝。

爱心提示

　　如果是雷雨天气，雷声过大时不要让宝宝太靠近窗口，以免吓到宝宝。

数数

● 益智目标

　　熟悉数字大小顺序，为发展数的概念作准备。

● 亲子互动

　　在宝宝睡醒时，或在宝宝吃奶时，妈妈可以对着宝宝数数。可以一边拉着宝宝的小手打拍子数数，也可以在宝宝吃奶时，放一些数数的儿歌给宝宝听。

● 专家在线

　　宝宝现在虽然还不明白什么是数字，但是如果父母能经常在宝宝耳边有目的地数数，那么这对于宝宝来说是个不错的数字熏陶法，对宝宝以后的发展是有益的。

妈咪须知 ▶▶▶

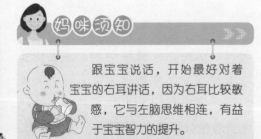

　　跟宝宝说话，开始最好对着宝宝的右耳讲话，因为右耳比较敏感，它与左脑思维相连，有益于宝宝智力的提升。

红花绿草

●益智目标

帮助宝宝初步认识自然界的各种颜色。

●亲子互动

为宝宝准备一些图案简单、颜色鲜艳的图片，如带有红花绿草的图案，在宝宝醒着的时候拿给宝宝看，并告诉宝宝，如："宝宝看，这是红花"，"这是绿色的小草"，"这是大树"等。

●专家在线

1个月的宝宝，对自然界中的各种事物还没有完整的概念，但这并非意味着宝宝就不需要提升自然智能。快满月的宝宝，喜欢看一图一物的大彩图，并会对某幅图表示高兴。所以，父母要多让宝宝看多种颜色鲜艳的事物，这不仅能丰富宝宝的视觉感，也能提升宝宝对自然界事物的认知能力。另外，1个月的宝宝最容易被父母的身影所吸引，所以在照顾宝宝时，父母不妨穿上一些颜色鲜艳的衣服，让宝宝在注视父母的同时观察不同的颜色。

举一反三

父母也可以将简单的彩色挂图挂在四周的墙壁上，每天竖抱着宝宝观看，边看边跟宝宝说出图中的物名，并用欢快的语调引起宝宝的注意。

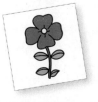

熟悉我们的家

●益智目标

帮助宝宝了解周围的环境。

●亲子互动

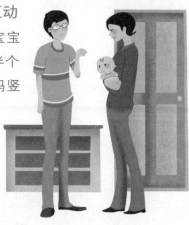

在宝宝出生后半个月，妈妈竖着抱起宝宝，用右手支撑他的头使他不至于后仰，沿着房间观看室内墙壁四周的挂图和玩具饰物，和宝宝一起熟悉家。爸爸在后面同宝宝说话，引诱他寻找或者让他转头看。

妈妈可以边抱宝宝看，边给宝宝讲述，每到一处就指指看到的物品，告诉宝宝这是什么，比如看到宝宝的小床时，要对宝宝温和地说："宝宝看看，这是宝宝的小床。"

每次竖抱3～5分钟，然后让宝宝躺下休息一会儿，再竖着抱起宝宝到另外一个新环境中。

●专家在线

宝宝虽然还不能听明白妈妈的话，但这样的游戏能帮助宝宝初步熟悉自己周围的环境。让宝宝以舒服的体位看到许多新事物，宝宝会伸头或使劲转动头部去看或寻找，也使得颈部得到锻炼，逐渐能够支撑头部重量。

Baby & Mother

听觉记忆智能

听音乐

● 益智目标

训练宝宝对声音的反应能力及注意力，促进宝宝听力的发育。

● 亲子互动

每天定时为宝宝播放优美、舒缓的音乐，每段乐曲每天可反复播放几次，每次 10 分钟。

● 专家在线

宝宝的听觉系统在胎儿六七个月时已基本成熟，所以妈妈可以多放些胎教时的音乐，或自己哼唱一些喜爱的歌曲。唱歌时尽量使声音往上腭部集中，把字咬清楚。哼歌时，声音不宜太大，以小声说话为标准。

听听找找

● 益智目标

检查宝宝的听力情况，促进宝宝听觉能力的发展。

● 亲子互动

在宝宝清醒时，用拨浪鼓在距宝宝耳边 10 ～ 15 厘米处轻轻摇动，吸引宝宝将眼睛和头转向拨浪鼓。

随着宝宝一天天的成长，可以在宝宝头部的左右视线约 30 厘米处摇拨浪鼓或其他带响声的玩具，逗引宝宝左右转头寻找声源。在摇铃过程中，妈妈可以一边唱儿歌，一边逗引宝宝发笑。

爱心提示

拨浪鼓声音要小，以免刺伤宝宝脆弱的耳膜。妈妈也可以在宝宝的摇篮上挂上一个声音清脆的响声，当一摇动摇篮时，铃声就会响起，发出好听的声音。宝宝就会逐渐专注地寻找目标，判断声音来源。

● 专家在线

1 个月的宝宝已经能够开始注意突发的连续的声音了，如吸尘器的声音、电话铃声等。因此，妈妈应主动创造一些连续的声音让宝宝倾听，主动吸引宝宝的注意力。每当听到这样的声音，宝宝都会表现得很兴奋。

会发声的玩具 ···············

●益智目标

让宝宝感受各种声音，在游戏过程中逐渐认识各种不同的声音。

●亲子互动

给宝宝买几种会发出不同声音的玩具，如一捏会发出"喵喵"叫的小猫，一拍会发出"汪汪"叫的小狗，或者是能发出"啾啾"叫声的小熊。

在宝宝醒着的时候，用这些玩具逗引宝宝，并将各种声音配合起来，让宝宝在玩玩具的同时，也能获得声音的刺激，并了解常见动物的叫声。

●专家在线

各种会发出声音的玩具很受宝宝喜欢，对宝宝很有吸引力，它们因"特别"、"神奇"而深受宝宝的喜欢，而且这些声音之间的差别很大。如果能将各种动物玩具或布娃娃及他们所发出的声音配合起来，不仅能让宝宝感受到各种声音，锻炼他的听觉记忆，并发展认知，还能增强宝宝对自然界及动物的好奇心。

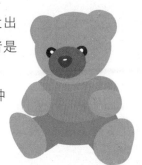

● 1个月（0～30天）宝宝左脑智能测评

智能	测评项目	评分		
语言智能	当妈妈与宝宝说话时，宝宝能注视着妈妈，并会张口回应发音。	良好	一般	稍差
逻辑思维智能	当妈妈在宝宝面前举着两张黑白对比强烈的图画时，宝宝的眼睛能注视图画，偶尔眼球会在两种颜色之间转动。	良好	一般	稍差
数学智能	数学智能表现微弱，但随着音乐的节奏，吸吮乳汁的频率会有变化。	良好	一般	稍差
自然智能	宝宝睡醒时，将宝宝抱起来，宝宝会专注地看着大人的脸。	良好	一般	稍差
听觉记忆智能	当妈妈用拨浪鼓在宝宝面前左右摇动时，宝宝会左右转头寻找声源。	良好	一般	稍差

右脑开发

第一个月（0～30天）

训练室

　　1个月的宝宝有了初步的颜色分辨能力，会好奇地注视光亮的、颜色鲜艳的物体，但能力很弱，还不能主动注视物体，要靠外在颜色和声音刺激才能引起其注意；视觉能集中5秒钟左右，注意的最远距离约1～1.5米；有了最初的追踪物体的能力，对水平运动物体的追踪能力要强于垂直运动的物体；喜欢在自己眼前晃动双手，俯卧时能稍微抬起头；拉手腕起来时，头部能竖直片刻；逗引他时，他会微笑。这个月要多给宝宝看颜色鲜艳的图画，多让宝宝运动，扩大感官刺激，并多逗引宝宝，让宝宝乐意交往，使宝宝的右脑得到初步开发。

⇨ Baby & Mother

形象思维智能

看父母的口型

● 益智目标

　　帮助宝宝认识口型的变化，锻炼宝宝的形象思维能力。

● 亲子互动

　　父母面对宝宝做口型的游戏，比如爸爸张口，妈妈也张口；爸爸伸舌，妈妈也伸舌；爸爸咋舌，妈妈也咋舌。看宝宝会不会模仿父母的动作，跟着张口、
伸舌、咋舌并发出声音。刚出生的宝宝就会吸吮，口的动作比其他部位更灵活，所以学得很快。

- 形象思维智能
- 空间知觉智能
- 创造性思维智能
- 肢体协调智能
- 人际关系智能
- 视觉记忆智能

● 专家在线

　　父母在给宝宝做动作的同时，要注意宝宝模仿得是否正确。有的宝宝发育得比较慢，一开始的时候可能只是看着，不会跟着父母做动作，这时候就要求父母要有足够的耐心，反复做这个游戏，慢慢地宝宝就会跟着一起做了。

宝宝的图形世界 ·········

● **益智目标**

训练宝宝对图形、颜色的感知能力，发展宝宝的图形认知能力。

● **亲子互动**

在宝宝床头上方两侧及周围（最佳视距为 20 厘米）悬挂一些五颜六色、形状多样的小图片、小条旗、父母的照片、小娃娃、小动物等。宝宝醒来的时候，就会去看这些感兴趣的东西。图片的颜色要鲜艳亮丽，形状也要多样，几天一换。如果有可能，所选的玩具最好也能发出声音，让宝宝看的同时也能听到美妙的声音。

● **专家在线**

图形既是具体的，也是抽象的。在宝宝的成长环境中，图形无处不在，盘子是圆形的，电视是方形的……。然而几何图形又是高度抽象的，例如球体就是一切球体物的抽象与概括。图形的基本形象性符合新生儿的思维特点，所以新生儿都愿意亲近图形。而在这种亲近中，宝宝又会对各种图形逐渐认识，从而逐渐掌握各种图形的空间关系，逐渐提升形象思维能力。

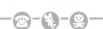

举一反三

宝宝对黑白对比强烈、亮度高的图案或物品，会出现明显反应。也可将黑白相间的同心圆、波浪和棋盘形黑白格子的挂图给宝宝观看。宝宝醒来的时候，就会去看这些他感兴趣的东西。如果挂彩色图案，也要选择颜色单一、色彩鲜艳的，隔几天换一个。

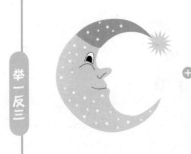 +  +

我和玩具是一家

●益智目标

为将来宝宝识别各种图形做基础性准备。

●亲子互动

妈妈为宝宝准备好各种材质的玩具，如布娃娃、橡皮小鸭子、塑料积木等。

在宝宝醒着时，将各种玩具在宝宝身边一个个地拿出来，边拿边说出玩具的名字，如："这是可爱的小鸭子。"

帮助宝宝充分触摸各种玩具，感受到各种不同玩具的材质和形状。

●专家在线

父母在帮助宝宝触摸各种玩具时，可以帮助宝宝感受各种不同的材料，感觉柔软和坚硬，了解各种不同事物的外形轮廓和特征，通过形态锻炼宝宝理解是此而非彼的能力。同时，不同材质的玩具还能刺激宝宝精细的触觉分辨能力。

Baby & Mother

空间知觉智能

小火车，呜呜叫

●益智目标

帮助宝宝感受空间中的位置关系。

●亲子互动

用颜色鲜艳的纸板剪一个10厘米长、6厘米宽的长方形小火车。拿着小火车放在宝宝面前，吸引宝宝注意。

对着小宝宝柔声说："宝宝快看啊，小火车要开车喽！"然后将小火车从左向右缓缓移动。边移动小火车，边模拟火车运行时发出的"呜呜"声。

当小火车从宝宝身体的一侧移动到另一侧后，呜的一声停下来，然后再换方向，从右向左慢慢反方向移动。

●专家在线

在这个游戏中，让"小火车"在宝宝的视线中移动，可以吸引宝宝的视线，帮助宝宝感受空间中的各种位置关系，提升他的空间知觉能力。同时，游戏还能帮助宝宝学习转头，提高宝宝的身体控制能力，锻炼其颈部肌肉。

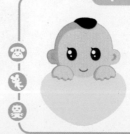

举一反三

当宝宝的眼睛能够熟练追随"小火车"后，妈妈可以适当调整火车行驶的路线，让火车上下移动行驶。

认方向

●益智目标

帮助宝宝辨别左右、上下等方向，提升空间位置判断能力。

●亲子互动

妈妈每只手拿一个小玩具，两个玩具的颜色要具有明显的对比度，比如红色和绿色。在宝宝醒着的时候，将小玩具分别举在宝宝面前，距离宝宝的目光约30厘米，并晃动玩具引起宝宝的注意。

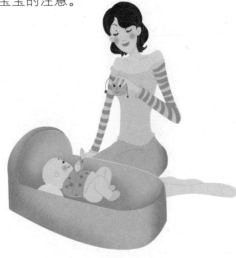

举起左手的玩具在宝宝面前晃动时，妈妈可以对着宝宝轻声说："这是左边。"然后放下左手的玩具，再举起右手的玩具在宝宝面前晃动，并轻声说："这是右边。"在对宝宝说"左右"的时候，要注意与宝宝之间方向的差异。

●专家在线

有些人特别善于辨别方向和方位，而有些人恰好相反，这种差异其实就是空间知觉智能的差异。宝宝的空间知觉发展很迅速，他们的空间知觉特

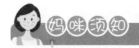

妈咪须知

每次游戏时间不宜过长，可以每天反复玩几次。1个月的宝宝视力范围很窄，也容易疲劳，所以妈妈和宝宝无论做何种游戏，距离宝宝的眼睛都不要太远，以后随着宝宝渐渐长大，再将距离慢慢拉大。

点是从自我出发，善于以自我为中心，所以他们对空间方位的辨别也是以自我为中心的。1个月的宝宝虽然还难以理解左右、上下的概念，但妈妈经常这样陪宝宝练习，就能让宝宝的空间位置判断能力尽早得到训练和发展。

认手

●益智目标

帮助宝宝认识左右手。

●亲子互动

妈妈可以握着宝宝的小手，柔声地告诉宝宝："这是宝宝的左手，这是宝宝的右手。"能帮助宝宝判断方位。

●专家在线

让宝宝认识左右手这个游戏能培养宝宝的方向感，还能帮助宝宝很好地认识

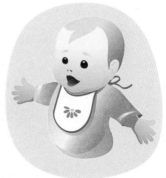

自己。这个游戏还可以延伸到左脚、右脚和左面、右面。

Baby & Mother

创造性思维智能

伸伸舌头呱呱嘴

● 益智目标

培养宝宝的观察与模仿能力，训练创造性思维智能。

● 亲子互动

妈妈可以轻轻地抱起宝宝，对着他的小脸，先张开嘴，然后伸出舌头，呱呱舌头。

妈妈会惊奇地发现，宝宝先是盯着你，然后会渐渐张开他的小嘴，把舌头也伸出来，模仿妈妈的动作。这时妈妈可以教宝宝呱舌，发出细小的声音。

● 专家在线

父母对着宝宝张开嘴巴，让宝宝看，不久宝宝也会张开嘴；父母伸出舌头咋舌，宝宝也会慢慢跟着做。这种模仿实际上就是宝宝的创造性思维在起作用，宝宝能通过观察发现事物表现出来的特点，从而自己也做出这样的行为，这正是观察创造能力的体现。经常与宝宝做这样的游戏，可以帮助宝宝的右脑得到有效开发。

Baby & Mother

肢体协调智能

一起做运动

● 益智目标

让宝宝的肢体得到运动，促进肢体协调能力。

● 亲子互动

每次在给宝宝洗澡前，先同宝宝一起做一下运动，然后再安排宝宝洗澡。先做上肢，边喊口令边做动作。握住宝宝的两只小手，做"上、下、内、外、屈肘、伸肘"的动作。

做下肢运动，握住宝宝的两只小脚，做"上、下、内、外展、合拢、屈膝、伸直"的动作。

宝宝出生后的8天左右，头部左右转动自如了，可以将宝宝俯卧在床上，用一只手扶起宝宝的前额，另一只在宝宝的头侧摇动会发声音的玩具，吸引宝宝抬眼观看。练习2周左右，父母不用手扶宝宝的额头，宝宝也能主动抬眼观看，甚至下巴能暂时离开床面。

● 专家在线

通过以上这样的游戏，可以让宝宝的肢体得到很好的运动，皮肤得到妈妈温柔的抚摸。不仅能促进宝宝肢体的发育及肢体间协调运动的能力，而且能满足宝宝希望受到外界充分接触的需求。

拨浪鼓，响咚咚

●益智目标

锻炼宝宝手部的灵活性和肌肉强度，发展手部动作。

●亲子互动

在宝宝面前拿着拨浪鼓，轻轻摇晃，发出"咚咚"的响声，吸引宝宝的注意。将小棒放在宝宝手心，他会马上握住。妈妈帮他握住拨浪鼓，与宝宝一起摇晃，让拨浪鼓发出"咚咚"的响声，吸引宝宝的注意力，刺激他想用手摇动。

●专家在线

手是认识事物的重要器官，同时，手部的锻炼也是肢体协调智能中重要的一部分，手的活动可以刺激大脑的发育。所以父母要尽量创造条件，充分地让宝宝去抓、握、拍、挖、画等，使宝宝成为"心灵手巧"的孩子。

爱心提示

宝宝的耳膜很脆弱，所以摇拨浪鼓的幅度不要太大，以免声音刺激宝宝的耳膜。而且，这个游戏每次一两遍即可。

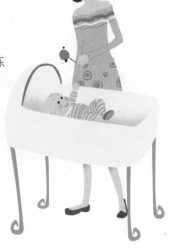

小手摆摆

●益智目标

帮助宝宝感受肢体运动的速度和节奏。

●亲子互动

让宝宝躺在舒适的小床上，妈妈举起宝宝的一只小手，在宝宝的视野前方晃动几下，引起宝宝对手的注意。

妈妈一边念儿歌"小手小手摆一摆，小手小手跑得快"，一边轻轻晃动宝宝的小手，让宝宝的视线追随着手的运动。在念"跑得快"时，以稍微快些的速度将宝宝的小手平放到身体两侧。

●专家在线

1个月内的宝宝还不能认识到手是自己身体的一部分，通过这样的游戏，宝宝能一边看到手的运动，一边感受自己身体的运动变化，帮助宝宝认识到手与自己的关系，同时帮助宝宝感受到肢体运动的速度与节奏，锻炼其肢体协调能力。

俯卧抬头

●益智目标

锻炼宝宝颈肌，以能支撑头部重量，为以后匍行及爬行作准备。

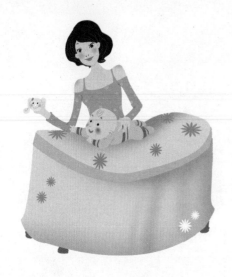

●亲子互动

新生儿出生后7～10天时，头部就能转动自如了，这时妈妈可让宝宝俯卧在柔软的小床上，一手扶起宝宝的前额，另一手在宝宝头侧摇动发声玩具，逗引宝宝抬眼观看。经过1～2周的练习后，当摇动玩具时，宝宝不用父母手扶额部就会主动抬眼观看，有时下巴还能短时间离开床面。

●专家在线

新生儿出生后几天就能俯卧，但能够俯卧后抬头一般要在2个月后。不过如果能及早帮助宝宝做俯卧抬头练习，能有效锻炼宝宝的颈部和背部的肌肉力量，增加宝宝的肺活量。

盘来盘去

●益智目标

锻炼宝宝的腿部肌肉。

●亲子互动

妈妈握住宝宝同侧的脚踝和大腿盘向另一条腿。这时宝宝的小屁股和身体会自动跟着旋转。做完一个方向之后，恢复到宝宝原始的平躺状态，换另外一条腿向相反的方向盘去。

刚开始做时，应该将时间控制在2分钟之内。随着宝宝的成长，再逐渐增加时间和次数。

●专家在线

这个游戏可以在换过尿布之后做，重复几次，让宝宝体会翻身的乐趣。这个游戏不仅能锻炼宝宝的肌肉、骨骼和关节，还能增强宝宝的安全感，促进母子关系。

爱心提示

在让宝宝俯卧时，一定要注意给宝宝穿宽松的衣服，以免宝宝抬头时感到不适。

举一反三

父母躺在床上，让宝宝趴在自己身上，双手扶着宝宝的头同他说话，逗他笑。宝宝喜欢抬头看大人的脸，很快也能学会把头抬起来。另外，竖抱宝宝时，大人的手可以短时间松开宝宝的头部，练习宝宝颈部的自主用力。

Baby & Mother

人际关系智能

学逗笑

●益智目标

养成逗笑的条件反射，引起宝宝愉快的情绪，培养宝宝的情感表达能力。

●亲子互动

从宝宝出生第一天起，父母就可以逗宝宝笑。可以抱着宝宝，挠挠他的身体，摸摸他的小脸蛋，用快乐的声音、表情和动作感染宝宝。宝宝在这种情绪下，目光也会逐渐变得柔和，眼角也会出现细小的皱纹，出现快乐的笑容。

可以在宝宝高兴的时候，给他做个怪脸，或者给他看一些玩具的怪动作，也能逗笑他。

●专家在线

宝宝一般在出生 14～21 天就会出现笑容。爱笑的宝宝都招人喜欢，也容易与外界建立起良好的人际关系。而且，美国医生伊林沃夫研究认为，越早出现笑容的婴儿越聪明，笑引起的情绪能促进宝宝的大脑发育。他观察出生第三天会笑的新生儿在 6 岁时的智商为 180。

碰碰小手碰碰脚

●益智目标

让宝宝逐渐意识到"这是我的手和脚"，训练宝宝的自知能力。

●亲子互动

当宝宝醒着的时候，妈妈可有意识地触摸宝宝的小手，比如捏捏小手指，点点小手心，或者握住宝宝的小手摇一摇等，促使宝宝的手部肌肉产生反应，并逐渐做出屈伸、握拳的动作，促使宝宝做屈伸和蹬腿等动作。

●专家在线

新生儿还没有"我"的意识，也分不清主体与客体，只有在与外界不断的交互中，才能逐渐发现自我。但这个过程是模糊的，以后会逐渐清晰起来。自我意识的认识过程是可以促进的，这在很大程度上取决于外界对婴儿的刺激。不要以为孩子小，手和脚都不灵活就不需要动。小手和小脚是宝宝重要的感知通道，所以要经常通过游戏刺激宝宝的手和脚部肌肉，引起宝宝的相应反射动作，刺激中枢神经的发育，意识到自我的存在，提升人际关系智能。

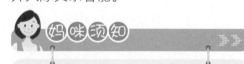

妈咪须知

出生3周的宝宝，只会对外界的各种声音产生反射性动作，但在出生4周左右，宝宝便开始有自发性的动作了。因此，在这个时期，妈妈要给宝宝一些刺激，例如体操和按摩，都有助于宝宝反射神经的发育。

爸爸也要抱宝宝

● 益智目标

锻炼宝宝与不同的人相处的适应能力。

● 亲子互动

爸爸也要参与到对宝宝的照顾中，经常抱起宝宝，替他洗澡、换尿布、穿衣服、逗引宝宝笑等。宝宝很快就会发现爸爸的抱法与妈妈有所不同，爸爸的动作快捷有力，爸爸的脸不如妈妈的光滑，爸爸会把宝宝举起来。宝宝在这种不同的照顾方式中，会逐渐提高适应能力。

● 专家在线

宝宝需要适应不同人的不同的照顾方式，从小得到爸爸照顾的宝宝，适应能力也会提高，而且能与爸爸用互动的方式交流，容易产生感情。从小照顾宝宝的爸爸到了宝宝长大后，也能与宝宝感情融洽，而那些从小就害怕爸爸的宝宝，难以与爸爸相处。

爱心提示

由于宝宝小，所以只能让宝宝适应 2～3 个人照顾。如果经常换人照顾宝宝，会让宝宝产生不安全感。

Baby & Mother

视觉记忆智能

开合窗帘

● 益智目标

锻炼宝宝对光线刺激的反应。

● 亲子互动

在宝宝醒着的时候，将房间的窗帘反复几次开合，也可以反复将房间的台灯打开，或者打开手电筒照射墙壁，看看宝宝是否会将头转向有光线的方向，被光线吸引。

● 专家在线

宝宝在出生的第一个月主要是适应外界环境，发展各种感觉器官，因此要给予宝宝适当的活动和不断的刺激，促进宝宝的智能发育。

出生不久的新生儿对光线是比较敏感的，适当的光线刺激能发展宝宝的视觉能力，同时也能判断宝宝的视觉是否正常。

注意不要让过强的阳光照射宝宝，也不要让灯光直射宝宝的眼睛，以免宝宝的眼睛受伤。

举一反三

妈妈在与宝宝进行此项游戏的同时，还可以与宝宝说话，或哼唱儿歌，这样有助于宝宝听觉的发展。

小眼睛找猫咪

● 益智目标

发展视觉记忆和眼珠的运动能力。

● 亲子互动

准备一只大一些的猫咪玩具，将宝宝放在舒适的小床上。

将猫咪玩具放在宝宝眼睛的正上方，举在宝宝的视线之内，约距宝宝30厘米。先将猫咪晃动一下，然后向左移动，再向右移动，这时你会看到宝宝的眼珠随着玩具移动。如果宝宝不追踪玩具，可将玩具再向宝宝眼前移几厘米。

● 专家在线

现在的宝宝，对外界的一切都感到新鲜。所以，妈妈有必要经常面对面与宝宝做找东西的游戏，或者用颜色鲜艳的玩具、彩球等吸引宝宝，宝宝会用眼睛并略微转头跟踪。当然，如果宝宝对此没有反应，您也不要着急，因为1个月内的宝宝发育速度是不同的，有快有慢。只要妈妈耐心地重复下去，宝宝很快就会有反应的。

爱心提示

猫咪玩具一定要选择大一点的，颜色应以红色、黄色等鲜艳色为主；游戏时间不宜过长，每天进行1~2次即可。

● 1个月（0~30天）宝宝右脑智能测评

智能	测评项目	评分		
形象思维智能	给宝宝看父母的照片，宝宝能专注地看7~10秒。	良好	一般	稍差
空间知觉智能	当妈妈将手从远处突然移到宝宝眼前时，或将一件色彩鲜艳的东西突然移到宝宝面前时，宝宝会转头眨眼。	良好	一般	稍差
创造性思维智能	当妈妈与宝宝面对面伸舌头咂舌时，宝宝会逐渐学着妈妈的样子，会伸舌头咂舌。	良好	一般	稍差
肢体协调智能	当父母将手指放入宝宝手心后，宝宝会马上握紧，并能握住5秒以上。	良好	一般	稍差
人际关系智能	当父母抚摸宝宝的身体时，宝宝会表现出愉快的情绪，并会露出笑容。	良好	一般	稍差
视觉记忆智能	当用颜色鲜艳的玩具逗引宝宝时，宝宝会用眼并略微转头跟踪。	良好	一般	稍差

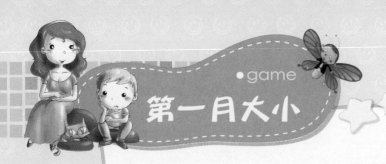

辨别颜色

让宝宝看同心圆挂图

小宝宝对黑白对比强烈、亮度高的图案或物品，会出现明显的反应。父母可将黑白相间的同心圆、波浪和棋盘形黑白格子的挂图给宝宝观看。

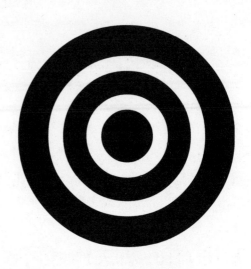

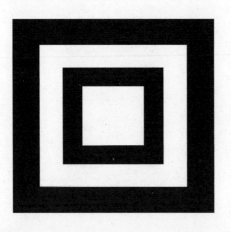

让宝宝看方形的挂图

图形既是具体的，也是抽象的。在我们周围，方形无处不在。书本是方形的，电视机也是方形的。

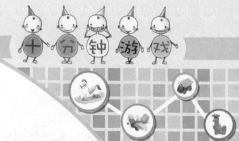
让宝宝看红黄搭配的挂图

红色和黄色是宝宝比较偏爱的颜色，加上简单的几何形状，能够提高宝宝对颜色和形状的认知能力。不要让宝宝看太久，那样容易疲倦。妈妈可以在宝宝看图时边说话边逗笑，以缓解宝宝的疲劳，使这种视力分辨与形象思维训练成为快乐的活动。

让宝宝看彩球挂图

由大到小的圆按照一定的轨迹、方向和颜色进行变化，能够促进宝宝空间知觉的发展以及观察事物之间联系、变化的能力的增加。

Part 02

聪明宝宝身体发育一览表

第二个月 31~60天

宝宝总是喜欢好奇地四处张望
他不懂为什么云会动、为什么水会流
他不懂为什么星星会眨眼、泪水会咸咸
看着他有些迷茫的眼睛
我不禁紧紧地将他搂在怀中
我的宝贝，总有一天你会长大成人
在你不停探索的时候
希望幸运之神永远陪伴在你的身边

● 宝宝左脑、右脑智能测评标准

语言智能　　能够发出"呀呀"、"哦哦"、"呜呜"的简单短音

逻辑思维智能　　可以在视线所及范围内寻找物品

左脑五大智能

数学智能　　可以集中看一个物体

自然智能　　可以感知阳光、微风等外界事物

听觉记忆智能　　能够主动寻找声源

形象思维智能　　已有好恶的概念

空间知觉智能　　能够用目光比较准确地追随移动物体

创造性思维智能　　会对感兴趣的事情表现出探索的欲望

右脑六大智能

肢体协调智能　　手部活动量逐渐增加

人际关系智能　　开心的时候，能发出回应性的微笑和声音

视觉记忆智能　　会追视熟悉的人或物体

Baby & mother
本月训练重点

练习俯卧、抬头等动作，并继续扩大感官刺激。
促使宝宝笑出声音，愿意同父母对话，能偶尔出现元音。
发展对某幅图的偏爱，促使有选择性的表现。
训练规律的生活习惯。

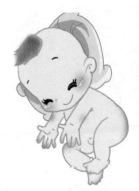

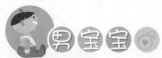

男宝宝

身高	平均 56.9 厘米（52.3 ～ 61.5 厘米）
体重	平均 5.1 千克（3.84 ～ 6.36 千克）
头围	平均 38.1 厘米（35.5 ～ 40.7 厘米）
胸围	平均 37.3 厘米（33.7 ～ 40.9 厘米）
前囟	平均 2×2 厘米
后囟	平均 0 ～ 1 厘米

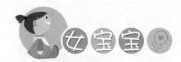

女宝宝

身高	平均 56.1 厘米（51.7 ～ 60.5 厘米）
体重	平均 4.8 千克（3.67 ～ 5.92 千克）
头围	平均 37.4 厘米（35 ～ 39.8 厘米）
胸围	平均 36.5 厘米（32.9 ～ 40.1 厘米）
前囟	平均 2×2 厘米
后囟	平均 0 ～ 1 厘米

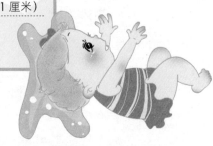

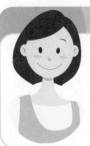

您的宝宝的身体发育记录

第31天身高	（厘米）	第31天胸围	（厘米）
第31天体重	（千克）	第31天前囟	（厘米）
第31天头围	（厘米）	第31天后囟	（厘米）

左脑开发

第二个月（31～60天）

训练室

>>>

出生第二个月的宝宝开始会模仿短促的发音，能发出"咕噜、咕噜"的声音，并能发出两三个元音；喜欢听音乐和妈妈的歌声，能对妈妈的声音及周围的声音作出反应，表现出寻找声源的状态；逐渐有了昼夜之分，白天活动量逐渐增多，并能在妈妈的训练下初步"识把"。这个月，父母要更多地与宝宝说话、交流，让宝宝对发音产生兴趣，提高语言智能；多训练宝宝"识把"；多创设各种声音，促进宝宝寻找声源的能力。

Baby & Mother

语言智能

宝宝学唱歌

● 益智目标

锻炼宝宝的发音能力，提高"说话"热情。

● 亲子互动

在宝宝精神状态很好时，妈妈与宝宝面对面，视线相对。妈妈可自编一些简单的小曲调，如"咿咿——咿咿咿——咿"，反复唱给宝宝听。妈妈要放慢速度，引导宝宝学着发出"咿咿——咿咿咿——咿"的声音。宝宝每发一个音，妈妈要及时鼓励宝宝，亲亲宝宝。

● 专家在线

2个月的宝宝虽然还不能说话，但已经能够发出一些模糊的短音。妈妈经常与宝宝"交流"，可以提高宝宝说话的积极性，妈妈也可将宝宝自己发出的声音录下来给宝宝听，这对宝宝的语言、交往等智能发育是有帮助的。而且，通过学习这种有节奏的音，也能提高宝宝对节奏的敏感性。

爱心提示

父母在照顾宝宝时，可以用不同口形发出的不同元音让宝宝模仿，提高宝宝发音的兴趣。

倾听宝宝的呢喃

●益智目标

刺激宝宝更愿意说话。

●亲子互动

宝宝满月后，就会发出可爱的"啊"、"哦"或"呜"等声音，这种宝宝的呢喃即是语言基础。当宝宝发出这些声音时，妈妈就要将它们视为宝宝的语言，并细心倾听，并回应宝宝说："哦，宝宝想说话啦！是啊，是啊！"妈妈愿意回应宝宝，宝宝也会更想说话。

●专家在线

宝宝能发出两三个元音，这是可喜的现象，父母一定要做出回应，在他无意发音时发出与他主动所发的相同的音，宝宝听到后会停下来，然后学习父母的口形而发出声音。经过这样的练习，宝宝逐渐会用固定的口形发出声音，有时甚至会发出"啊不"等两个音节。

我在做什么

●益智目标

刺激宝宝对语音的敏感性及对语言的理解能力。

●亲子互动

妈妈在收拾房间或做家务时，可以边做家务边告诉宝宝："妈妈要打扫房间了！"、"妈妈现在要擦桌子"、"淘气的宝宝，把我们的地板弄得好脏哦，妈妈要擦地板啦！"等。宝宝看似听不懂妈妈的话，但是父母这种不经意间的语言刺激，能够发展宝宝对语音的敏感性，让宝宝感受语言表达的多样性。

●专家在线

生活中自然地给宝宝丰富的语言刺激，胜过一千次刻意的教育。最好是在日常环境中接触语言，让宝宝自然地感受到语音。比如妈妈可以张大嘴巴说"好啊"，当宝宝慢慢熟悉"好啊"的语音后，就能逐渐地将"好啊"的语音与动作、行为、事件等联系起来。这对宝宝掌握口语具有很重要的作用。

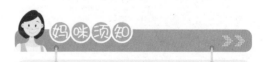

妈咪须知

2个月的宝宝会对妈妈的声音及周围的声音作出反应。当宝宝饥饿啼哭时，妈妈说"来了，来了"，有的宝宝就会停止哭泣等待妈妈；当宝宝因为需要和妈妈交流哭闹时，妈妈用温柔的声音安慰他，他就会不哭了。由此可见婴儿知道妈妈在同自己说话。

逻辑思维智能

宝宝"哗哗哗"

● 益智目标

　　培养宝宝"识把"的条件，训练宝宝主动表现的能力。

● 亲子互动

　　妈妈注意观察宝宝的排泄规律。

　　在摸清宝宝的排泄规律后，每次到了宝宝要排便的时间，妈妈就将宝宝抱起，让宝宝背靠自己的前胸，并用双手托稳宝宝的双腿，并对宝宝说"哗哗"声，刺激宝宝排便。

　　如果宝宝真的形成了条件反射，某天识把了，妈妈不要忘了亲亲宝宝，作为对宝宝的鼓励，并告诉宝宝："宝宝可真棒，学会哗哗啦！"

● 专家在线

　　宝宝早日学会"识把"，可促进宝宝内脏的充盈感，刺激宝宝大脑，从而支配宝宝的排泄系统。养成"识把"习惯的宝宝，有排泄要求时会自己用动作和声音等发出信号，要求大人去"把"他。这种信号对宝宝的智力发育非常有益，是促进宝宝神经系统建立的一种益智行为，对宝宝的逻辑思维锻炼有帮助。

爱心提示

　　不要"把"宝宝太勤，最好能与宝宝达成默契，培养宝宝主动表现的能力。

数学智能

数学儿歌朗诵

● 益智目标

　　帮助宝宝对数字的理解。

● 亲子互动

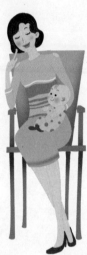

　　在宝宝睡醒或吃饱后，妈妈可以把宝宝抱在自己的腿上，用手支撑起宝宝的头部，让宝宝看着妈妈的脸，然后给宝宝唱儿歌："1"像铅笔能写字；"2"像小鸭能浮水；"3"像耳朵能听话；"4"像红旗飘啊飘……

　　妈妈也可以一边给宝宝唱数字儿歌，一边逗引宝宝发笑，让宝宝在妈妈的声音、逗乐中接受数字的熏陶。

● 专家在线

　　2个月的宝宝对数字的概念还很模糊，数学智能发展还处于萌芽阶段，还不能理解抽象的数学概念。不过，如果妈妈能经常这样与宝宝玩数字游戏，便能逐渐促进宝宝的数学智能发展。新生儿的数学智能提升活动，都是一些简单有趣又好玩的游戏，父母应寓教于玩，只要是能用具体事物表达出来的数学概念，都能借游戏让宝宝认识。

Baby & Mother

自然智能

日光浴

● 益智目标

阳光能提升宝宝的自然智能。

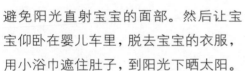

● 亲子互动

在阳光充足、无风的时候，给宝宝戴上一顶遮阳帽，避免阳光直射宝宝的面部。然后让宝宝仰卧在婴儿车里，脱去宝宝的衣服，用小浴巾遮住肚子，到阳光下晒太阳。

妈妈可以边念儿歌边轻揉宝宝被太阳晒的部位，然后再让宝宝俯卧，重复上述的过程。日光浴结束后，给宝宝喝适量的温开水。

● 专家在线

培养宝宝的自然智能，一定要让孩子接触自然。伴随对宝宝身体的抚触进行的日光浴，对宝宝的情绪和身体素质都有极大的好处，温暖的阳光也对宝宝的自然智能提升有所助益。

爱心提示

日光浴的时间不宜太长，应随宝宝的适应性逐渐延长游戏时间。日光浴的最佳时间段为：春秋季节上午9～11时，下午1～3时；夏季上午9时前，下午4时后；冬季正午前后。注意，必须是阳光直射，经玻璃窗过滤的阳光没有效果。

白天与黑夜

● 益智目标

训练宝宝的昼夜概念。

● 亲子互动

宝宝白天也会睡觉，到了该给宝宝喂奶时，先用温水浸洗过的毛巾给宝宝擦擦脸，让宝宝清醒过来，然后再给他喂奶。

喂完奶后，抱着宝宝在房间内到处转转，并尽量多和宝宝讲话，让宝宝多活动，让宝宝养成白天少睡觉的习惯。

晚上宝宝如果醒来需要喂奶或换尿布，尽量不要开灯，大人也不要与宝宝讲话，让宝宝很快进入睡眠，以适应暗的环境，感受到黑夜的存在。

● 专家在线

尽量让宝宝夜间多睡觉，白天多活动，可以让宝宝逐渐培养起昼夜的概念。一般来说，1个月的宝宝睡眠周期较短，而且不分昼夜。到了第二个月，宝宝开始逐渐有了昼夜的概念，夜间睡眠时间较长。当然，这也需要大人帮助宝宝养成习惯，尽量让宝宝白天少睡觉，多活动，晚上宝宝睡觉时尽量少打搅，并把灯尽量调暗，使宝宝逐渐熟悉白天与黑夜。

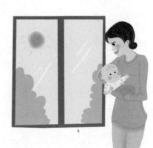

Baby & Mother

听觉记忆智能

看看绿色

●益智目标

帮助宝宝认识和探索自然。

●亲子互动

在温暖、风和日丽的好天气里，带着宝宝去公园或田野里，让宝宝看看绿色的树木、草地或农作物，并告诉宝宝看到的都是什么，比如"宝宝看，这是绿色的小草"等，引起宝宝的观察兴趣。

●专家在线

培养宝宝的自然智能，让宝宝认识自然、接触自然是很有必要的。因为自然中蕴涵着无穷的魅力。人类本来就是自然界的一部分，在自然中成长，受到教育，所以创设有利的条件来让宝宝接触大自然，从自然中学习，不仅能让宝宝的身心都获得愉悦，还能学到很多知识，有助于开发宝宝的自然智能。宝宝在享受绿色的同时，还能多晒太阳，增强身体抵抗能力。

爱心提示

注意不要让宝宝着凉，在户外的时间也不宜过长。

敲小鼓

●益智目标

用声音吸引宝宝的注意，培养宝宝的听觉注意力。

●亲子互动

准备一个小鼓，拿着小鼓和小锤儿在宝宝面前展示一下，让宝宝注意发声的物体。

当着宝宝的面，用小锤儿敲一下小鼓，让宝宝注意到声音。

停顿片刻后，再次敲击小鼓，让宝宝确信声音是由小鼓发出的。

在宝宝面前连续地敲击几下小鼓，让宝宝感受到声音和敲击动作之间的关系。

妈妈还可以拿起宝宝的小手，帮助宝宝握住小锤儿，与宝宝一起敲击小鼓。

●专家在线

宝宝满月后，就能注意到周围一些持续的声音。这个时期，父母可以尝试用一些持续不断的声音来吸引宝宝的注意，敲小鼓的声音是非常适合的。这种声音既不刺耳，又容易控制节奏，对培养宝宝的听觉记忆智能和节奏感都非常有帮助。

舒缓的音乐

左脑开发训练室

●益智目标

锻炼宝宝的听觉，并启发宝宝的音乐智能。

●亲子互动

在宝宝的小床边放一台小录音机，在宝宝清醒时，或喂宝宝吃奶时，播放一些轻柔、愉快的音乐。当宝宝听音乐时，妈妈可以面带微笑，拉着宝宝的小手，摇着宝宝的小手舞蹈。宝宝吃饱后，妈妈可给宝宝选放一些节奏单纯、音律动听的乐曲。在让宝宝听音乐的同时，妈妈可借机动动宝宝的手脚，教宝宝拍拍手或做一些简单的模仿动作。在宝宝要睡觉时，放固定的催眠音乐；宝宝入睡后，可让宝宝听一听节奏缓慢的音乐，这种音乐可以使宝宝呼吸平衡，情绪安宁，并锻炼宝宝的听觉。

●专家在线

2个月的宝宝不仅能听到一些声音，而且对音乐也开始产生较强的感知能力。和谐、悠扬、柔和的音乐对宝宝的听觉发展具有积极的意义，并且对培养宝宝的音乐智能有帮助。

爱心提示

给宝宝放音乐要有节奏地播放，不要让宝宝整天在音乐的包围中，否则会使宝宝听觉麻木。另外，音乐的音量也不宜过大，最大不超过50分贝，否则会影响宝宝的听力。

听父母的笑声

●益智目标

宝宝听父母的笑声，最终自己笑出声音。

●亲子互动

想让宝宝笑出声音，需要父母经常在宝宝面前笑。一段时间以后，宝宝就会模仿父母的声音而放声大笑。

妈妈要经常创造条件同宝宝逗乐，比如妈妈可以做鬼脸让宝宝发出"哈哈"的笑声。

●专家在线

在训练宝宝听力的时候，要经常给宝宝听笑声，并训练宝宝自己发出笑声，这有助于宝宝养成豁达、乐观的性格。

听爸爸低沉的声音 :::::::::::::::

爱心提示

爸爸可以用抑扬顿挫的声音给宝宝读《千字文》、《三字经》以及《百家姓》。这些书都是由三个字的词组组成，字虽不多但却包含着世间真理，读起来朗朗上口，很适合幼儿听力启蒙。让孩子的语言、词汇组织能力和理解能力也从这时开始萌发吧。

●益智目标

训练宝宝的听觉，增加亲子关系。

●亲子互动

爸爸靠近宝宝的身旁，以低沉的声音叫宝宝的名字。

爸爸可以一边发出稍微高低变化的声音，一边观察宝宝的反应。

●专家在线

宝宝在这个时期，听力还不是很发达，对一些高音还听不清楚，但是低和粗的声音就比较能听清楚。而爸爸用低沉的声音对宝宝说话，能给宝宝亲切感，不仅能锻炼宝宝的听力，还能增强与宝宝之间的交流，让宝宝感受到更多的爱。

● 2个月（31～60天）宝宝左脑智能测评

智能	测评项目	评分		
语言智能	大人同宝宝说话时，宝宝会发出"呀呀"、"哦哦"、"呜呜"的回应声。	良好	一般	稍差
逻辑思维智能	在宝宝的视线范围内藏起玩具，宝宝会做出寻找的表现。	良好	一般	稍差
数学智能	宝宝喜欢形状和颜色复杂的物体，并能将目光集中在一个物体上。	良好	一般	稍差
自然智能	将宝宝抱到室外进行阳光浴或空气浴时，宝宝会表现出很舒服的神态，并会注视外面的事物。	良好	一般	稍差
听觉记忆智能	听到周围有声音时，宝宝会主动随声转头寻找。	良好	一般	稍差

>>>

　　2个月的宝宝能注视在眼前运动的物体，并能暂时跟踪；喜欢看曲线图，喜欢人脸图形，并表现出对人脸的积极情绪，对别人的微笑和谈话有所反应；俯卧时，头能离开床面；喜欢玩自己的手，吮吸手指；对其他小宝宝感兴趣，有小伙伴出现时会很高兴。这个月，父母要多给宝宝看鲜艳的图形和运动的物体，培养宝宝的观察能力，并通过各种游戏让宝宝多运动，训练手部精细动作及大运动智能，多逗引宝宝笑，培养宝宝愉快的情绪和交往能力。

➼ Baby & Mother

形象思维智能

变换的图形

● 益智目标

　　培养宝宝的图形认知能力。

● 亲子互动

　　父母为宝宝准备一些不同颜色的图形，比如红色的三角形、黄色的圆形、绿色的长方形等。让宝宝躺在床

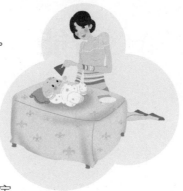

上，然后出示不同的图形给宝宝看，每种图形让宝宝看 1 分钟，同时观察宝宝的反应。每天进行这样的训练，每次不要超过 5 分钟。

● 专家在线

　　形象思维智能强的人，对形象的图和画都很感兴趣，喜欢看书中的插图和图表，这种特征在很小的时候就会表现出来。发展这种智能，能让宝宝以后擅于形象地把握事物，有利于培养观察能力、形象思维、对空间关系的把握能力等。

● 形象思维智能
● 空间知觉智能
● 创造性思维智能
● 肢体协调智能
● 人际关系智能
● 视觉记忆智能

摸图画

● 益智目标

培养宝宝的形象分辨能力及认知能力。

● 亲子互动

父母在宝宝室内的墙壁上挂上色彩鲜艳的图画，有人物、动物、水果等，最好选用那种特制的凹凸不平的图画。

父母一手托住宝宝的屁股，一手拦腰抱住宝宝，抱着宝宝看图画，并向宝宝介绍："宝宝看看，这是红红的大苹果。""小汽车，嘀嘀嘀，跑过来，跑过去。"边说边握着宝宝的小手，帮助宝宝触摸图画中的内容，宝宝会边看边听。有时宝宝的表情会出现变化，或者高兴得手舞足蹈。

● 专家在线

这个游戏训练了宝宝的视觉观察能力和形象思维能力，因为 2 个月的宝宝会有一些短暂的记忆，会记住自己喜欢的图画，并作出反应；对于自己不喜欢的图画，也会出现不同的表情。

Baby & Mother

空间知觉智能

小手不见了

● 益智目标

发展空间感知能力，提高空间智能。

● 亲子互动

妈妈准备一块浅色的绒布，在宝宝睡醒后，且正举着小手玩时，妈妈将绒布挡在宝宝的眼睛和小手中间，把宝宝的小手遮住。妈妈用好奇的声音问宝宝："宝宝的小手呢？小手去哪里了？"当宝宝表现出诧异时，妈妈再把布拿开，让宝宝看到自己的小手。

● 专家在线

2 个月的宝宝已经开始喜欢玩自己的小手了，妈妈可以通过这个游戏为宝宝创造发展空间智能的机会，逐渐理解自己与空间的关系。同时，游戏还能帮助宝宝认识自己的手与身体的关系，提高自我认知能力。

举手唱儿歌 ········

●益智目标

让宝宝通过游戏认识方位，并锻炼双手的灵活性。

●亲子互动

妈妈在宝宝睡醒的时候，一边给宝宝念儿歌，一边举起宝宝的小手。如："这是宝宝的左手，举高高（拿起宝宝的左手举起来）；这是宝宝的右手，手背后（拿起宝宝的右手往他的身后藏）；左手、右手，握握手（拿着宝宝的两只小手往一起握）；左手、右手，好弟兄（拿着宝宝的两只小手一起轻拍）。"

●专家在线

这样的游戏可以激起宝宝的活动兴趣。宝宝在参与过程中也能逐渐感受到空间的位置及位置变化，提高空间智能。游戏还能锻炼宝宝的手部肌肉，增强双手的灵活性。

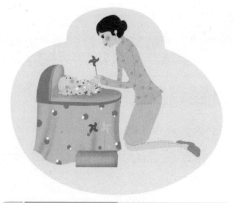

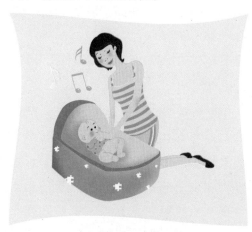

爱心提示

拉宝宝的手时，注意幅度不要太大，不要拉疼宝宝。

色彩训练 ········

●益智目标

训练宝宝的空间感知能力。

●亲子互动

用彩色的纸折成多种颜色的风车：红色、绿色、黄色等，让宝宝仰卧在床上，妈妈将转动的风车在宝宝面前做左右运动，诱导宝宝用眼睛追视。接着再做高低运动、绕圈运动，引导宝宝追视。

将一块颜色鲜艳的布戴在宝宝的手上，妈妈帮助宝宝将小手伸到视线范围内，引起宝宝的注意。当宝宝看到自己手上的彩色布后，会十分新奇，眼睛也逐渐由无意识看手发展到有意识看手，实现了手眼联系的第一步。

●专家在线

2个月的宝宝开始对色彩产生兴趣，父母可以利用宝宝对色彩的兴趣来锻炼宝宝的空间智能。宝宝的空间智能发展受其环境的影响，所以，经常给宝宝丰富的视觉刺激，不仅能让宝宝感受到不同的视觉形象，更有助于他们空间智能的开发。

Baby & Mother

创造性思维智能

宝宝坐轮船

● 益智目标

帮助宝宝认识世界，提高探索世界的欲望。

● 亲子互动

宝宝精神状态较好时，妈妈平躺在床上，让宝宝两臂屈曲于胸前方，舒服地俯卧在妈妈的腹部。

妈妈将双手放在宝宝的脊背上轻轻按摩后进行深呼吸，让腹部稍有起伏，并对宝宝说："宝宝坐轮船喽！"让宝宝感受到妈妈腹部的缓慢运动。当妈妈躺在床上时，可以轻轻地举起宝宝，再放下，或搂着宝宝的胸部或腹部，让宝宝向前"飞"，向后"飞"，或从一边"飞"向另一边。还可以缓缓地放低宝宝的头，然后放低他的脚，让他慢慢而轻柔地朝各个方向移动，使宝宝沉浸在一种舒适的飞翔感觉。

爱心提示

注意，游戏要在宝宝空腹时进行，否则可能会让宝宝的肠胃不舒服。另外，妈妈的衣服要柔软，最好不要有扣子，以免让宝宝感到不舒服。

● 专家在线

宝宝的创造性思维要从小发展，要让宝宝从小就感受到外界种种新奇的事物，从而愿意去探索。

哪个玩具不见了

● 益智目标

培养宝宝的观察和推断能力，促进创造性思维智能。

● 亲子互动

用绳子在宝宝的摇篮上吊两个颜色鲜艳的小玩具，最好是能发出声音的玩具。在逗引宝宝时，先摇晃玩具发出声音，引起宝宝的注意。

也可以拉起宝宝的小手，让宝宝去触摸这些玩具，引起宝宝的兴趣。

三四天后，换下其中的一种玩具，再拉着宝宝的小手去摸，并问宝宝："宝宝看看，哪个玩具不见了？"注意观察宝宝的表情。

连续更换几次后，就能发现宝宝喜欢其中的某种玩具了，然后换下宝宝不喜欢的玩具，留下宝宝喜欢的玩具。

● 专家在线

2个月的宝宝，对色彩鲜艳的玩具会产生兴趣，通过让宝宝玩游戏，能锻炼宝宝的视觉，并促使宝宝发现事物表现出来的某种特性。有些宝宝会喜欢玩具鲜艳的颜色，有些则喜欢玩具的轮廓。但不论宝宝喜欢这些玩具的哪种特性，对提高宝宝的创造性思维都是大有好处的。

Baby & Mother

肢体协调智能

抓抓蹬蹬

右脑开发训练室

爱心提示

进行此游戏时，时间不能过长，3～5分钟即可，游戏做完要让宝宝休息；另外，游戏最好在宝宝吃完奶休息片刻后进行。

● **益智目标**

训练宝宝的手眼协调能力，发展触觉，锻炼身体。

● **亲子互动**

在宝宝的摇篮上方，低低地垂下一些色彩鲜艳的小布片、小塑料环、小软塑动物玩具等（选一种即可），逗引宝宝伸出小手来抓。

当宝宝能从正面抓到后，再将玩具移到侧面摇晃，逗引宝宝继续从侧面抓。当宝宝能熟练地抓到后，再将玩具移到宝宝的脚部，逗引宝宝用脚蹬。

宝宝开始可能抓不到或蹬不准，妈妈要给予宝宝一定的帮助，抬着宝宝的小手去触碰玩具。然后可以试着在宝宝用手要抓住玩具的一瞬间，将玩

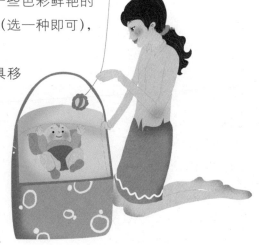

具突然提高。这样，宝宝的兴趣就会被激发出来，慢慢地宝宝自己也会挥舞着小手去抓或伸着小脚去蹬小玩具。

● **专家在线**

2个月的宝宝，他们的肢体协调智能主要是学习一些基本的动作，如翻、坐、爬、抓、蹬等，提高身体的控制能力，掌握身体平衡，并学会控制自己的双手等。妈妈与宝宝玩这个游戏，可以锻炼宝宝用手抓和用脚蹬的能力，锻炼宝宝的手部和脚部的力量和灵活性，使宝宝逐渐能控制自己的双手和双脚。

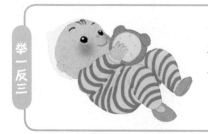

举一反三

让宝宝面朝天躺在床上，帮助他来回蹬两条小腿，就像骑自行车一样。每次只需几分钟即可，然后让宝宝休息一会儿。做这项运动，对宝宝的腿部肌肉发展很有益处。

宝宝床前吊的小玩具不要固定地吊在一个位置，否则宝宝双眼长久注视近物，容易形成斜视。

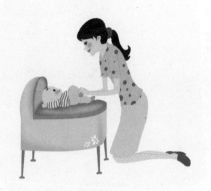

乖宝宝学走路

● 益智目标

锻炼宝宝的迈步反射能力，促进股肌发育。

● 亲子互动

从背后托住宝宝的双腋，用两个大拇指控制住宝宝的头部。

让宝宝光着脚接触床面，宝宝会前倾上半身，左右足交互活动，就像在前进一样。

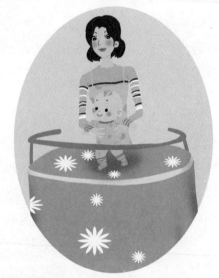

小淘气，翻翻身

● 益智目标

促进翻身、爬行。

● 亲子互动

让宝宝仰卧在床上，妈妈用手分别抓住宝宝的两个脚踝，让宝宝的右脚横越过左脚，并触碰到床面，这时要注意宝宝的身体是否会跟着脚翻转。如果身体跟着脚翻转，可以让宝宝转过身，变成趴着的姿势。

接着，再将宝宝置于仰卧状。妈妈用手抓住宝宝的左脚越过右脚，做同样的动作，如此反复几次。

● 专家在线

宝宝在 2 个月时，就是翻身的准备阶段了。通过这个游戏，不仅能锻炼宝宝的下肢肌肉，还能锻炼宝宝腿部、腰部的灵活性，帮助宝宝提前学会翻身。

● 专家在线

宝宝迈步是先天获得的反射活动，如果不经常锻炼，在出生后 56 天左右宝宝的这种本能就会消失。所以妈妈要在宝宝出生 1～2 个月里坚持帮助宝宝练习"走路"，增强宝宝的肌力，使宝宝提早站立学步。

爱心提示

不要在宝宝刚吃完奶时进行，应该休息一会儿再进行，否则容易使宝宝吐奶。

爱心提示

每天让宝宝练习走路的时间最好不超过3分钟，每天3～4次。

第二个月

Baby & Mother

人际关系智能

宝宝脸蛋探险

●益智目标

帮助宝宝认识自己，提高自我认知能力。

●亲子互动

妈妈和宝宝对视，一边温柔地看着宝宝，一边用手指点着宝宝的小鼻子、小嘴巴等，并告诉宝宝他的脸上各个部位都长什么样。比如："宝宝的眼睛长得好漂亮哦，就像小露珠一样！"宝宝虽然还听不懂话，但能感受到妈妈的爱，并逐渐熟悉自己的五官。

●专家在线

出生2个月的宝宝，大人逗引他时他会有反应，比如有微笑、发声或手脚乱动等反应。如果能经常与宝宝做游戏，宝宝会更乐意与大人相处。通过上面这个游戏，不仅能增进母子间的感情，让宝宝在良好的氛围中受到熏陶和培养，且能提高宝宝的自知能力，发展人际关系智能。

举一反三

也可以让宝宝观察妈妈的脸，妈妈用手指点着自己的鼻子、嘴巴等，用甜甜的声音告诉宝宝这些部位的名称。

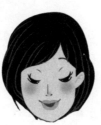

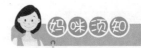

妈咪须知

宝宝现在最主要的交流对象就是父母，所以父母应该多找机会和宝宝交流，不论宝宝懂不懂，都要用自己的语言、表情、动作、情感等与宝宝交流，为宝宝营造一个温暖、安全的家庭环境，养成宝宝乐观、开朗的性格，从而为宝宝以后与人建立和谐的关系奠定基础。

碰碰头

●益智目标

培养宝宝愉快的情绪，培养其善于交往、积极乐观的品质。

●亲子互动

宝宝情绪很好的时候，让宝宝坐在妈妈的腿上，妈妈可以先后说三次"beng"。当说前两次"beng"时，朝宝宝探探头，说第三次时，要和宝宝碰碰头。如果说最后一次"beng"时大声一点，游戏会更加有趣，宝宝也会更喜欢。

可以反复与宝宝做这个游戏，每次变换一下音调，时高时低，时尖时细。也可以前两次小声，第三次正常发声，只要能让宝宝开心。

●专家在线

在日常生活中，父母要在生活情景中渗透、强化宝宝的社交技能，多用语言、肢体、眼神等与宝宝交流，多抱宝宝，多与宝宝说话、做游戏，这些对培养宝宝的人际交往智能都是很有帮助的。

Baby & Mother

视觉记忆智能

找光

● 益智目标

刺激宝宝的视觉，锻炼对暗光的适应能力。

● 亲子互动

白天给宝宝喂奶时，将窗帘拉上，让房间逐渐变暗；夜间喂奶时不要开灯，而用不同颜色的布包上手电筒，在不同色彩的昏暗光线下喂奶，或在最暗的灯光下换尿布。宝宝听到妈妈熟悉的声音，看到人的轮廓并躺在妈妈温暖的怀抱中不至于害怕，而且不同的光线又会让宝宝获得新的经历，注意到环境的变化。

● 专家在线

宝宝喜欢光亮的窗户，也喜欢明亮的灯光。在妈妈的陪同下，尤其在妈妈温暖的怀抱中感受一些不经常遇到的黑暗，能刺激宝宝的视觉，训练宝宝在暗光下的适应能力。当宝宝习惯暗淡的光线后，也能辨别出妈妈的位置和床的位置，逐渐适应昏暗的环境。

追视会动的东西

● 益智目标

丰富宝宝的视觉经验，帮助宝宝认识更多的事物。

● 亲子互动

让宝宝舒服地躺在床上，妈妈用一个色彩鲜艳，或带有响声的玩具逗引宝宝，使宝宝的眼睛跟着玩具看，注视玩具。

过一会儿，再换另一个玩具在宝宝面前逗引宝宝，此时宝宝的视线就会由一个玩具转移到另一个玩具上。

在给宝宝玩此游戏时，最好不要与宝宝谈话，或因宝宝注意人脸而受到干扰，要尽量让宝宝的注意力都集中在玩具上。

● 专家在线

宝宝的视觉记忆智能靠后天环境影响形成。出生2个月的宝宝，两眼能共同注视同一个物体，且喜欢图案、颜色和形状更为复杂的东西。到2个月末，宝宝会更喜欢被竖抱起来，视野会更开阔。大人要多创造机会让宝宝看外界的各种事物，采取循序渐进的方法训练宝宝，帮助宝宝发展视觉。

举一反三

妈妈可在脖子上戴一个鲜艳的项链或彩色珠链，在喂奶或看护宝宝时戴着，让宝宝看；也可以收集鲜艳的丝巾和领带，系在宝宝床边，或给宝宝穿双鲜艳的袜子，让他关注自己的脚；也可以试着将袜子套在宝宝手上，看着他是怎样把手举到眼前，并专心凝视。

看棱镜

●益智目标

训练宝宝的视力。

●亲子互动

在朝阳面的窗户旁放置一个分光棱镜，让七色光都呈现在地板上，然后将宝宝放在能看到这些丰富色彩变化的位置，强烈的色彩对比和色彩运动将深深地吸引宝宝的注意力。或者买几个彩色氢气球拿给宝宝看，训练其视力的发展。

●专家在线

宝宝逐渐开始建立视觉分辨能力，对喜欢的颜色或图画除了有较长时间的注视外，还会出现欢乐的表情，并通过脊神经引起四肢肌肉的手舞足蹈的反应。所以说，通过这个游戏，不仅训练了宝宝的视觉记忆能力，还愉悦了宝宝的情绪。

● 2个月（31～60天）宝宝右脑智能测评

智能	测评项目	评分		
形象思维智能	喜欢看图，对自己喜欢的图形会露出微笑，对不喜欢的图形一扫而过，情绪表现分明。	良好	一般	稍差
空间知觉智能	当大人拿着一个新奇的玩具在宝宝的视力范围内前后左右移动时，宝宝的目光会紧紧跟着玩具，头也会跟着转动追视。	良好	一般	稍差
创造性思维智能	对会发出声音的玩具表现出较高的兴趣和惊讶的表情。	良好	一般	稍差
肢体协调智能	宝宝的手部活动逐渐增加，会看手玩手，并会主动抓握东西，将东西往嘴里放。	良好	一般	稍差
人际关系智能	当大人逗引宝宝时，宝宝能表现出高兴的样子，并会发出回应性的微笑和声音。	良好	一般	稍差
视觉记忆智能	喜欢看人脸及各种颜色鲜艳的图画，对自己熟悉的面孔或喜欢的图画表示出兴奋的表情，且能追视。	良好	一般	稍差

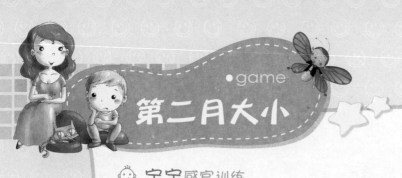

宝宝感官训练

　　2个月以内宝宝的最佳注视距离是25厘米，太远或太近虽然也可以看到，但不能看清楚。因此，在锻炼宝宝对静物的注视时，最有效的就是妈妈抱起宝宝，让他观看墙上的图画，桌子上的鲜花，鲜艳洁净的苹果、梨、香蕉等摆件和食品。另外，妈妈对宝宝说话时，眼睛要注视着宝宝。这样，宝宝也会一直看着妈妈，这既是一种注视力的锻炼，也是母子之间无声的交流。由于宝宝喜欢明亮及对比强烈的色彩，所以要给宝宝看一些色彩鲜艳、构图简明的图片，如小朋友、小动物和其他构图简单的玩具等。你还可以在宝宝的婴儿床的上方两侧30~40厘米处，挂一些悬挂物。

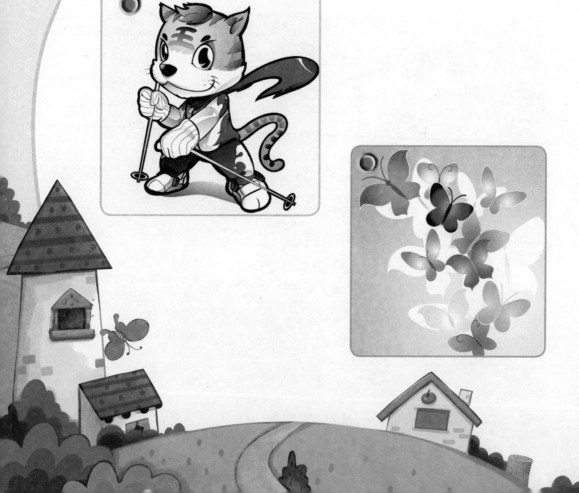

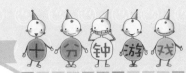

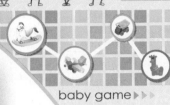

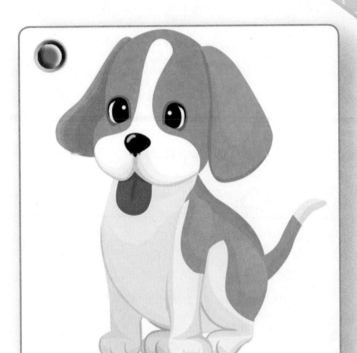

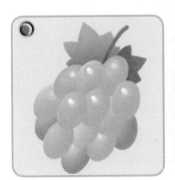

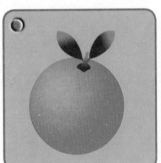

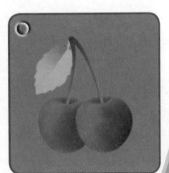

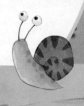

聪明宝宝身体发育一览表

第三个月 61~90天

咿咿呀呀
宝宝已会用简单的声音来表达他的满足了
见到自己喜欢的人
宝宝也会开心地手舞足蹈，发出清脆的笑声
宝宝你可知道
你的笑容就像清晨的曙光
照亮了妈妈的生命
你的笑容就像潺潺的流水
滋润了妈妈的心田

● 宝宝左脑、右脑智能测评标准

 语言智能　能发出长元音或双元音

 逻辑思维智能　对自己喜欢的事物表现出很大的兴趣

左脑 五大智能

 数学智能　能够分辨简单的大小多少

 自然智能　对户外的事物有很大的兴趣

 听觉记忆智能　对声音开始有目标性，并会主动寻找声源

 形象思维智能　喜欢看颜色鲜艳、复杂的图形

空间知觉智能　对空间中的一些物体开始产生兴趣

右脑 六大智能

创造性思维智能　模仿妈妈简单的表情

肢体协调智能　能翻身90°，并灵活地合拢手指

人际关系智能　见到熟人会露出微笑，喜欢被人逗弄

视觉记忆智能　能注意镜子中自己的形象

 Baby & mother
本月训练重点

练习侧转翻身动作，并继续扩大感官刺激。
让宝宝学会熟练地玩自己的小手。
逗引宝宝发出笑声，乐意与人交流。
训练宝宝认识妈妈。

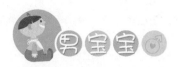

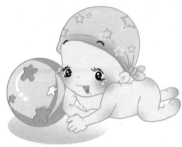

身高	平均 60.4 厘米（55.6 ~ 65.2 厘米）
体重	平均 6.16 千克（4.72 ~ 7.6 千克）
头围	平均 39.7 厘米（37.1 ~ 42.3 厘米）
胸围	平均 39.8 厘米（37.1 ~ 43.4 厘米）
前囟	平均 2×2 厘米

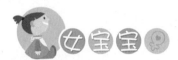

身高	平均 59.2 厘米（54.6 ~ 63.8 厘米）
体重	平均 5.74 千克（4.44 ~ 7.04 千克）
头围	平均 38.9 厘米（36.5 ~ 41.3 厘米）
胸围	平均 38.7 厘米（35.1 ~ 42.3 厘米）
前囟	平均 2×2 厘米

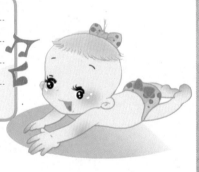

您的宝宝的身体发育记录

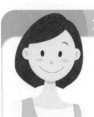

第61天身高 　　　（厘米）　　　第61天胸围 　　　（厘米）

第61天体重 　　　（千克）　　　第61天前囟 　　　（厘米）

第61天头围 　　　（厘米）

左脑开发

第三个月（61~90天）

训练室

>>>

　　3个月的宝宝能笑出声音，也能发出声音，当听见有人讲话时，会应和着发出"啊"、"呜"等声音，偶尔能发出双元音，如"呀呀"等；开始主动注意自己身体以外的环境，能倾听周围环境中的声音，会将头扭向声源；能分辨出两个相距8音程的音调，并对此做出不同的反应。此时，父母应多创设游戏来扩大宝宝的感官刺激，多与宝宝交谈，逗引宝宝"说话"；多给宝宝听这种声音，提高听觉；适当带宝宝到户外活动，感受大自然，从而使宝宝的左脑得以及时开发。

Baby & Mother

语言智能

快乐宝宝听儿歌

●益智目标

　　丰富宝宝的语言基础，让宝宝感受明快的语音节奏。

●亲子互动

　　父母有时间要多收集一些儿歌，空闲时抱着宝宝，一边摇，一边给宝宝念儿歌。比如："小老鼠，上灯台；偷油吃，下不来；叫奶奶，拿猫来；骨碌碌，滚下来。"丰富宝宝的基础语言，促进宝宝的语言智能发展。

● 语言智能
● 逻辑思维智能
● 数学智能
● 自然智能
● 听觉记忆智能

●专家在线

　　歌声是宝宝最乐于接受的语言形式，通过歌曲或儿歌，不仅能让宝宝感受到优美的旋律、明快的节奏，还能给宝宝语音的刺激，帮助宝宝逐渐记住儿歌中典型有趣的词及末尾押韵的音，这对宝宝语言的表现力、表达的音准都很重要。

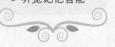

🐵 学说话和逗笑 ··········

● 益智目标

促进宝宝的语言理解能力，丰富宝宝与妈妈的感情交往，增进亲子感情。

● 亲子互动

妈妈抱着宝宝，与宝宝谈话时，应将自己的脸贴近宝宝的脸，距离控制在 15 ～ 30 厘米内，让宝宝注意妈妈的口形和面部表情。

妈妈可以对宝宝温柔地说："宝宝，看妈妈的嘴，说'a'。"边说边做"a"的口型。单个韵母 a（啊）、o（喔）、u（呜）、e（呃）等，在妈妈的引导下，宝宝有时能发出这些单个韵母的音，有时还会对妈妈的话做出应答发音，发出"kuku"的音。

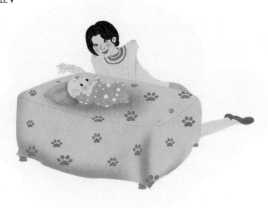

随着宝宝各种感觉器官的成熟，对外界刺激的反应也越来越多，愉快情绪也逐渐增加。除了自发的微笑外，宝宝很容易被逗笑，甚至出声地笑。父母要在宝宝情绪愉快时多与宝宝说笑，使宝宝感受多种声音、语调，促进宝宝对语言的感知能力。

这时宝宝的微笑已开始具有初步的社会性，开始会表现出悲痛、激动、喜悦等情绪了，还可以通过吮吸使自己安静下来。

● 专家在线

妈妈经常教宝宝说话，并与宝宝"对话"逗笑，能帮助宝宝储备一定的语音基础。通过这样的声音刺激，可以让这些语音记录在宝宝的大脑语言中枢里，有助于宝宝的语言智能发展。有时候宝宝会独自一人长时间地咿咿会啊啊"唱"个不停，十分有趣。

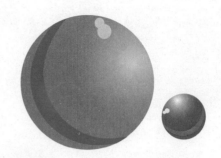

Baby & Mother

逻辑思维智能

跳舞的玩具

● 益智目标

刺激宝宝的好奇心，提高宝宝的分析、对比及判断能力。

● 亲子互动

妈妈准备一台录音机，几盒舒缓、宁静、愉悦的音乐磁带，再准备一些玩具，如转铃、风铃、摇铃、小猫、小狗、小鸭等。

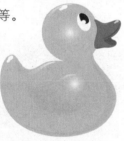

游戏开始时，妈妈把会转动的玩具悬挂在宝宝的床前上方，每次悬挂一种即可。然后播放音乐，伴随着音乐让玩具缓缓地移动，刺激宝宝去看，并用目光追逐玩具。

如果玩具本身有声音，就不必再放音乐，如电动飞鸟。若再用音乐，就会干扰宝宝的注意力，影响游戏效果。

每样玩具挂上一段时间后，再换上其他玩具。

● 专家在线

3个月的宝宝，两侧眼肌已经能互相协调了，能比较熟练地追视各种运动的事物了。这个游戏不仅能训练宝宝学会视线的转移，能培养宝宝对颜色、事物的分辨能力，并逐渐学会区别各种事物间的特征，提高其逻辑思维。

Baby & Mother

数学智能

大球小球

● 益智目标

帮助宝宝认识大小的概念。

● 亲子互动

妈妈准备两个球，一个大的，一个小的，放在桌子上。

抱着宝宝坐在桌子旁，让宝宝看球，妈妈指着大球告诉宝宝："宝宝看，这是大球。"然后再指着小球告诉宝宝："这是小球。"

然后妈妈把大球和小球分别拿起来让宝宝抱抱，让宝宝感觉一下大球与小球在触觉上的不同。

● 专家在线

数字来源于生活，利用日常生活中的各种事物，或者宝宝的玩具等，丰富宝宝的数学经验，充分调动宝宝的各种感官来体会数字概念。3个月的宝宝，已经能够分辨简单的形状了，比如大小。所以大人要尽量创设条件，通过游戏让宝宝感受到数学的快乐和体验数学信息，帮助宝宝提高数学智能。

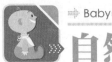

Baby & Mother

自然智能

外面的世界很精彩

●益智目标

培养宝宝视线转移能力，扩大宝宝的视野。

●亲子互动

选择一个风和日丽的天气，抱着宝宝到户外去，让宝宝看一看外面的世界：一幢幢高楼，一棵棵绿树，一辆接一辆驶过的小汽车，大街上穿着各种颜色衣服的人；商店里花花绿绿的气球；红的花、黄的花、绿的叶等。既发展了宝宝的视觉能力，又丰富了宝宝的知识，并将日光浴、空气浴相结合，也有利于宝宝的身体健康。

●专家在线

宝宝是通过多种感官来探索大千世界的，所以培养宝宝的自然智能，首先就要引导宝宝对自然界的事物产生兴趣，产生观察的欲望。父母应该经常带宝宝看看外面的世界，要宝宝走近去看、用手去摸、用鼻子去闻，从自然中获得更多的知识，从而提升宝宝的自然智能。

爱心提示

宝宝外出的时间应由父母根据宝宝的实际情况控制，不宜太长。宝宝外出时间和看到事物的多少，应由最初的短和少逐渐发展到长和多。

天气变化

●益智目标

让宝宝了解天气的各种变化。

●亲子互动

在天气暖和时，经常带宝宝去户外感受环境、天气的变化，看看太阳、白云、蓝天等。

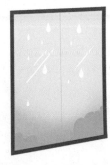

在刮风、下雨、打雷或下雪时，抱着宝宝到窗边观察，仔细倾听，并告诉宝宝这都是什么天气现象。比如下雨时告诉宝宝："宝宝看看，下雨了，掉雨点了。"或让宝宝将小手伸出窗外，让小雨点落在宝宝的手上，帮助宝宝更直接地体会下雨的感觉。

其他天气变化，父母也一样多引导宝宝从看、听、触等多方面感受天气现象的不同。

●专家在线

培养宝宝的自然智能，就一定要让宝宝直接接触自然。和宝宝一起感受天气，能让宝宝对世界的认识多一种经验的感知和体会，并逐渐养成让宝宝经常观察天气的良好习惯，加深宝宝对天气状况的了解。

➡ Baby & Mother

听觉记忆智能

妈妈弹响指

●益智目标

通过妈妈弹响指、拍手等发音动作训练宝宝的听力。

●亲子互动

让宝宝仰卧在床上，妈妈坐在宝宝的身边，微笑地注视着宝宝，让宝宝注意到妈妈的表情，并引起宝宝愉快的情绪。妈妈用拇指和中指在宝宝面前弹几下响指，发出清脆响亮的声音，吸引宝宝的注意力。

响指游戏进行三四次后，妈妈仍微笑地看着宝宝，开始有节奏地轻快地拍手，吸引宝宝的注意力，拍手游戏也可进行三四次。

游戏进行2分钟后，妈妈可换到宝宝的另一侧，继续重复进行上面的游戏；宝宝的头也会转到另一侧，眼睛也随之转动。

●专家在线

3个月的宝宝对声音的反应也有了目标性。通过上述游戏，妈妈能帮助宝宝更好地锻炼听觉，并能训练宝宝对声音节奏感的感知能力。

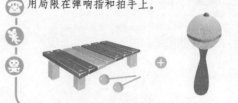

举一反三

妈妈可采用各种玩具发声的办法，不用局限在弹响指和拍手上。

奇妙的声音

●益智目标

培养宝宝对声音的注意力和判断力，以及感受声音远近的能力。

●亲子互动

妈妈准备一台小型录音机，把录音机拿在手里，放在宝宝面前20厘米处，让宝宝伸手能摸到。妈妈拉着宝宝的手触摸录音机，并引导宝宝用手按录音机键，打开录音机，放出歌曲。

让宝宝听一会儿后，关掉录音机。这样一会儿开、一会儿关，反复进行几次。并在开与关的同时对宝宝说："录音机在唱歌了。""录音机不唱歌了，声音也没有了。"目的在于让宝宝感受到好听的歌声是从录音机里传出来的。

●专家在线

通过各种声音游戏及活动，宝宝的听觉系统能得到较好的发展。这个游戏能锻炼宝宝感受声音的远近能力，提高对声音的感知性和对声音的区别能力。

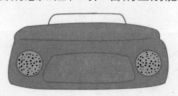

杯碗交响曲

●益智目标

培养宝宝对声音的感知能力。

●亲子互动

妈妈在喂宝宝吃饭时，可以拿出小勺轻轻敲一下碗或杯子，吸引宝宝的注意，并提示宝宝：要吃饭了。

宝宝这时就会感受到声音的刺激，并会将敲击的声音与吃东西两件事联系在一起。这样，每当宝宝听到敲击杯子或碗的声音时，就会很兴奋。

●专家在线

当宝宝3个月时，很快会对更多的声音感兴趣，许多宝宝会注意到脚步声、开门声、吸尘器的响声、茶壶煮开的哨音、水流声、碗碟磕碰声、撕纸声或风铃声，以及窗外的人声、车声等。这些声音对于宝宝来说都是很奇妙的，宝宝也想知道这些声音的来源。父母应多利用生活中的各种声音，来锻炼宝宝对声音的感知能力，训练宝宝逐渐能区别生活中的各种声音。这些细微却生动的背景音效，不仅能锻炼宝宝的听觉，还能帮宝宝认识周围的事物。

● 3个月（61～90天）宝宝左脑智能测评

智能	测评项目	评分		
语言智能	宝宝能发出长元音或双元音，大人说话时，能回应答话。	良好	一般	稍差
逻辑思维智能	宝宝能熟练地追视事物，并对自己喜欢的事物表现出很大的兴趣。	良好	一般	稍差
数学智能	妈妈指着玩具对宝宝说大小多少时，宝宝注视玩具的目光会随着妈妈的动作转移。	良好	一般	稍差
自然智能	宝宝喜欢户外活动，对户外的事物有很大的兴趣。	良好	一般	稍差
听觉记忆智能	对声音开始有目标性，并会主动转头寻找声源。	良好	一般	稍差

右脑开发

第三个月（61~90天）

训练室

>>>

　　3个月的宝宝能分辨简单的形状，先后给他看圆形和方形的盒子，宝宝会做出不同的反应；能够分辨彩色和黑白色，看到红色会很兴奋；逐渐具有深度知觉，抱到床边让他向下看时，会有惊讶的反应；能够双手相握，能主动抓握一些身边的物体；开始对自己的身体和他人的身体有一定的区分；会用微笑表达对他人的好感；会根据自己的需要和兴趣注视物体，注视的最远距离达4~7米。这个月父母要多带宝宝到色彩和图形丰富的地方，刺激宝宝的视觉，发展思维能力；帮助宝宝练习侧翻，为翻身作准备；并让宝宝学会主动与人打招呼，养成开朗的性格，从而提高右脑发育水平。

Baby & Mother

形象思维智能

摸摸玩具宝宝

● **益智目标**

　　帮助宝宝认识和了解不同物体间的特性，锻炼形态认知能力。

● **亲子互动**

　　妈妈为宝宝找来各种质地的物品，如木制的拨浪鼓、小毛巾、布娃娃等。将这些东西逐个放入宝宝的小手内，让宝宝握住，并告诉宝宝这些不同质地的东西。比如，将小布娃娃放入宝宝的小手内时，对宝宝说："这是可爱的布娃娃，是布做的，是不是非常柔软？"

● **专家在线**

　　父母要培养宝宝的形象思维能力，就要注意与具体的形象相结合，所以应该有意识、有计划地给宝宝安排一些富于思维能力的活动,使其在游戏中逐渐提高形象思维智能。

- 形象思维智能
- 空间知觉智能
- 创造性思维智能
- 肢体协调智能
- 人际关系智能
- 视觉记忆智能

空间知觉智能

小汽车，嘀嘀嘀

● 益智目标

帮助宝宝理解空间物体的运动。

● 亲子互动

妈妈为宝宝准备一辆彩色的玩具小汽车，在宝宝睡醒并空腹时，让宝宝两臂屈曲于胸前，俯卧在床上，然后拿出玩具车，在前面逗引宝宝："宝宝看，小汽车，嘀嘀嘀！"

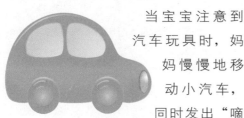

当宝宝注意到汽车玩具时，妈妈慢慢地移动小汽车，同时发出"嘀嘀嘀"的声音，让小汽车与宝宝的眼睛越来越远。将小汽车移出1尺左右后，再慢慢地往回移动到宝宝的眼前。反复做2～3次游戏，观察宝宝的反应。

爱心提示

游戏中要控制好小汽车移动的速度，不要离宝宝的视线太远，以免宝宝抬头时间过长，感到疲劳。

● 专家在线

宝宝在3个月时，对空间中的一些物体开始产生兴趣。通过这种由近及远、由远及近的视线活动，可以帮助宝宝认识空间，理解空间物体的运动关系，游戏还能锻炼宝宝的颈部肌肉。

斗牛士之歌

● 益智目标

促进宝宝对空间运动的认识。

● 亲子互动

妈妈准备一块红色的手帕，然后哼唱着斗牛士的旋律，将红手帕展示给小宝宝看。

随着哼唱的旋律，妈妈要舞动手中的手帕，并配合节奏变换手帕的位置。

然后突然加重尾音，将手帕藏在身后。再次哼唱旋律，将手帕拿出来，在宝宝面前继续舞动。

再次加重尾音，藏起手帕。如此反复2～3次。

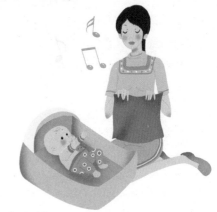

● 专家在线

宝宝对红色的东西非常敏感，如果能随着节奏在宝宝面前舞动红色的手帕等，能吸引宝宝的注意力，帮助宝宝认识空间运动，同时，还能通过哼唱的旋律培养宝宝的音乐智能。

爱心提示

不要用录音机播放斗牛士的旋律，因这组旋律节奏快，会让宝宝感到紧张。

毛毛熊去哪里了

● 益智目标

训练宝宝的空间认知能力。

● 亲子互动

妈妈为宝宝准备一个毛毛熊玩具，先给宝宝看毛毛熊，然后对宝宝说："毛毛熊要跑掉喽！"说完迅速将玩具藏起来。

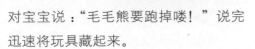

躲过宝宝的视线，迅速将玩具放到宝宝的左侧，然后朝着宝宝的左侧说："毛毛熊在这里呢！"

再将玩具藏到身后，然后再次躲过宝宝的视线，将玩具迅速放到宝宝的右侧，朝着宝宝的右侧说："毛毛熊在这里呢！"

● 专家在线

宝宝在3个月左右，已经能自己主动转头了。通过这样的游戏，逗引宝宝转头，提高宝宝的身体运动技能，而且还能增强宝宝的空间认知能力，帮他初步了解左右方向，且能帮助宝宝体验愉快的感觉。

爱心提示

不要让宝宝转头的幅度太大，也不能过于贪快，应以宝宝舒服、喜欢为原则。

摇摇晃晃坐摇篮

● 益智目标

帮助宝宝感觉空间的变换。

● 亲子互动

为宝宝准备一条小被子。给宝宝洗完澡后，用毛巾擦干宝宝身体，然后让宝宝仰卧在长方形的小被子上。父母分别抓住小被子的四个角，让小被子离开地面30厘米高。

父母同时缓缓地左右摇晃被子上的宝宝，边摇边对宝宝说："摇摇晃晃坐摇篮，摇摇我们的乖宝宝。"

摇1分钟后，将宝宝放在床上，休息一会儿后可以再继续。宝宝很喜欢这样的游戏，会开心地咯咯笑。

● 专家在线

3个月左右的宝宝，已经开始有了最初的空间知觉。通过这种游戏，能锻炼宝宝的平衡能力，帮助宝宝感受空间位置的变化，促进宝宝的前庭知觉和小脑知觉的发展，还能锻炼宝宝的运动智能。

举一反三

此游戏也可以双臂抱稳宝宝，大幅度地左右摇晃，或者将宝宝迅速举高，然后再缓缓放低；再迅速举高，再放低。注意让宝宝保持愉快的情绪，如果出现哭闹状况应该停止游戏。

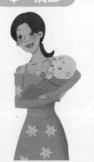

〔第三个月〕

Baby & Mother

创造性思维智能

会跳舞的大花球

爱心提示

系到宝宝手腕上的绳子一定不要系得太紧，以免勒疼宝宝。

● **益智目标**

让宝宝通过看和听来促进他的大脑判断能力。

● **亲子互动**

在宝宝的床上方吊一个系着铃铛的大花球，让宝宝能看到。

在大花球上系上一根绳子，绳子的另一头系在宝宝的左侧手腕上，然后妈妈握住宝宝的左手摇动，绳子会带动大花球上的铃铛作响。

妈妈松开手，让宝宝自己玩，宝宝也会挥动四肢甚至左臂，牵动花球，让铃铛响起来。以后，宝宝会逐渐知道挥动左臂能带动花球运动，使铃铛作响。

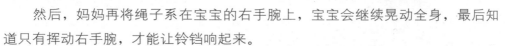

然后，妈妈再将绳子系在宝宝的右手腕上，宝宝会继续晃动全身，最后知道只有挥动右手腕，才能让铃铛响起来。

以后，妈妈还可以将绳子分别系在宝宝的左、右脚踝上，帮助宝宝感知通过动哪个肢体能让花球运动，使铃铛响起。

● **专家在线**

游戏能训练宝宝的观察和调配动作的能力，宝宝在游戏中身体动的速度越快，就表示宝宝的观察、判断能力越好。这个游戏可以从宝宝第三个月开始，父母每天给宝宝做个记录，看看宝宝是从哪天开始只用一个肢体就能直接拉响铃铛。一般来说，宝宝到了85天左右，几乎妈妈给宝宝套上哪个肢体，宝宝就能动哪个肢体摇响铃铛了。

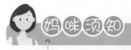

妈咪须知

妈妈在抱宝宝时要注意，切记不要摇晃。有时父母抱宝宝时总喜欢大幅度地摇晃，其实这对宝宝十分有害，容易造成"婴儿震荡综合征"。儿科医生发现，1~5个月的婴儿因强烈震荡可导致失明、运动障碍、惊厥和发育迟缓。因为婴儿头部相对较大、较重，颈部肌肉无力，脑周围血管和组织脆弱，易因震荡而受伤，所以父母抱宝宝时千万不要大幅度地摇晃，可轻轻拍其背部或臀部，或缓缓地、小幅度地摇几下。

Baby & Mother
肢体协调智能

逗逗飞

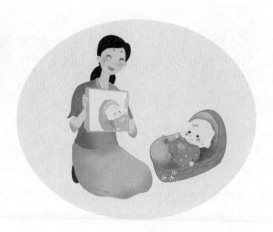

● **益智目标**

训练宝宝的手眼协调能力，对以后手的精巧发展有帮助。

● **亲子互动**

让宝宝仰卧在舒服的小床上，妈妈用两手分别拿着宝宝的双手，用食指和拇指抓住宝宝的食指。

教宝宝将两个食指的指尖对拢又分开，对拢时对着宝宝说："逗、逗"，分开时说"飞"。每说一次，食指尖对拢一次。

● **专家在线**

出生3个月左右的宝宝，已经能灵活地合拢手指了。为了锻炼宝宝手部的灵活性，大人要多创设类似以上这样的游戏，促进宝宝手眼的协调发育，从而提高身体的协调能力。

宝宝翻身90°

● **益智目标**

让宝宝把翻身90°的动作由无意上升到有意，由身体重心偏移决定变为自主决定。

● **亲子互动**

妈妈拿着玩具或镜子站在宝宝的左侧面，用玩具或用声音逗引，或用镜子吸引宝宝转过来；如果宝宝的身体不会侧转，妈妈可帮宝宝将右腿搭到左腿上，接着逗引宝宝，让宝宝将

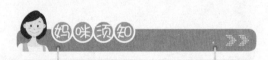

妈咪预知

如果宝宝在3个月时还没有学会自己翻身，父母要注意观察一下，看看是否因为宝宝穿的衣服太紧、太厚，或者宝宝的小床太软。父母要尽量创造环境锻炼宝宝翻身，比如妈妈在右侧逗引宝宝，爸爸在左侧扶起宝宝的肩膀，并将其左腿搭在右腿上，轻推宝宝的臀部，宝宝就很容易向右侧翻身了。或者将宝宝放成侧卧位，用玩具在上方逗引，让宝宝自己用力向仰卧翻身。

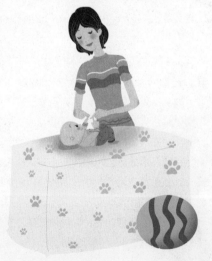

头转过来，轻轻推宝宝的右肩，使宝宝翻到左侧。经历侧卧的宝宝，很快就会将身体还原到仰卧，或再使劲成为俯卧。

●专家在线

宝宝到了3个月左右，就能逐渐从平躺的姿势转换成趴的姿势或者由仰卧翻到侧卧了，这时父母要留心帮助宝宝做这类运动，提高宝宝的运动智能。

抓到晃动的玩具

●益智目标

锻炼宝宝手眼协调能力。

●亲子互动

父母会发现这个月宝宝的手会使劲地抓衣服或被子，甚至两只小手互相握着。这是宝宝开始用手学本领了。可以在宝宝仰卧的时候，在他上面能抓到的地方挂一个小玩具。父母先拍打一下玩具，使玩具晃动起来。看宝宝会不会去抓玩具，如果他不抓，父母就拿着宝宝的小手让他去碰晃动的玩具。玩了几次以后，宝宝会主动抓玩具。经过一段时间的练习，他会自己调整手的位置抓到玩具。

●专家在线

抓住晃动的玩具也可以锻炼宝宝的手眼协调能力。宝宝会聚精会神地玩手，手指张开合拢，高兴时嘴巴会发出"啊不"、"啊咕"的声音，大约玩个四五分钟就不玩了。

一起抓玩具

●益智目标

锻炼宝宝的抓握和协调能力。

●亲子互动

妈妈为宝宝准备一些小动物形象的空心橡皮玩具，如拨浪鼓、小海豚等。将各种玩具散放在宝宝身边触手可及的位置，让宝宝伸手抓这些玩具。宝宝每抓一个玩具，妈妈要告诉他玩具的名称，并可夸张地学一下玩具的声响。

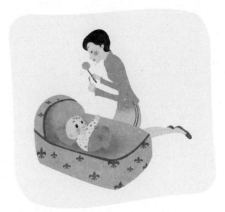

●专家在线

3个月的宝宝，已经开始喜欢练习抓握自己触手能及范围内的物品。所以父母要多提供机会，帮助宝宝练习抓握，这样既能提高宝宝的肢体协调能力，又能促进宝宝自然智能的发展。

举一反三

妈妈还可以准备一些能捏响的玩具，帮助宝宝捏响，锻炼宝宝的手部力量，这样做能对大脑的运动神经产生积极的影响。

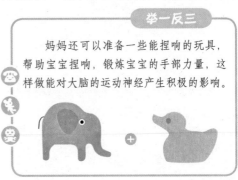

小小拳击手

● 益智目标

训练宝宝的手眼协调能力，满足宝宝的好奇心。

● 亲子互动

让宝宝仰卧在床上，妈妈将一个橡皮玩具悬挂在宝宝伸手就能碰到的上方，然后拿起宝宝的小手去击打玩具，边引导宝宝击打边与宝宝对话，如："宝宝好厉害哦！宝宝是勇敢的拳击手！"

然后放开宝宝的小手，在宝宝面前摇晃玩具，引导宝宝自己动手击打玩具。

● 专家在线

3个月的宝宝，在妈妈的引导下会自己尝试去击打这些曾经可望而不可及的小东西。这种手眼协调的运动是一种特殊的技能，需要宝宝大脑皮层中的感觉中枢与运动中枢的协调活动。游戏能让宝宝在击打玩具过程中锻炼手与眼的协调能力，而且还能体会到作为一名"拳击手"的乐趣。

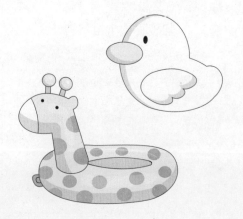

Baby & Mother

人际关系智能

鳄鱼张嘴

● 益智目标

帮助宝宝认识自己，培养宝宝的认知智慧。

● 亲子互动

让宝宝舒服地躺在小床上，妈妈伸出双手，五指张开，然后握拳，重复两次，同时对着宝宝念道："鳄鱼鳄鱼张大嘴"；然后突然握住宝宝的小手，同时念道："小手小手吃掉了"。

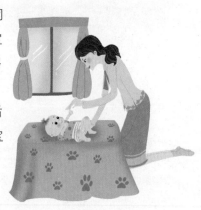

稍微停顿一下，然后放开宝宝的小手，同时念道："鳄鱼鳄鱼松口了，小手小手快跑掉。"

● 专家在线

妈妈与宝宝的身体接触，能带给宝宝安全感，同时还能帮助宝宝认识自己，培养自我认知能力。

爱心提示

妈妈握宝宝小手的力度应适度，要让宝宝感到舒服。放开宝宝小手的动作尽量夸张，让宝宝能感受到手被放开的感觉。

认识妈妈

● 益智目标

认识自己的父母，培养宝宝与父母的愉快交往能力。

● 亲子互动

当爸爸抱着宝宝，对面有奶奶、阿姨、妈妈或邻居阿姨等，宝宝会毫不犹豫地转头找妈妈。宝宝认识妈妈是一种综合印象，综合形象、声音、气味、拥抱的姿势等。

● 专家在线

母乳喂养的宝宝会提早认识妈妈，有些在2个半月就能认识了，因为母乳的气味会让宝宝特别容易分辨。只要宝宝和妈妈住在一起，3个月的宝宝基本都能认识自己的妈妈了。

3个月前后，宝宝会逐渐能分辨爸爸及其他家人。如果父母经常让宝宝接触其他亲戚邻居，宝宝很容易与他们建立友好的关系。能帮助宝宝建立良好的交往关系，同时还能帮助区分自己与他人的身体，让宝宝认识自己，培养宝宝的自我认知能力。

妈咪须知 >>

如果宝宝在3个月时还不认识妈妈，妈妈应在平时多参与宝宝的喂奶和护理，更多地与宝宝讲话逗笑，用丰富的表情和身体接触，让宝宝感受到妈妈与其他亲人的区别，从而建立起密切的母子关系，这对宝宝以后身的心发育都是非常重要的。

一起与人打招呼

● 益智目标

训练宝宝主动招呼别人的能力，养成宝宝大方开朗的性格。

● 亲子互动

在天气温暖晴朗时，父母抱着宝宝到公园或人们常散步、休息的地方，父母同邻居们打招呼，也让宝宝接触不同的人。

邻居们会主动逗宝宝笑，宝宝也会慢慢以微笑回应。以后再遇到这些邻居时，宝宝就会主动见人就笑，招他们喜爱。

● 专家在线

训练宝宝用笑同人打招呼，是宝宝社会化训练的第一步。经常抱着宝宝去邻居家，或到街上散步，让宝宝多接触外人，为宝宝提供与人交往的环境，对培养宝宝的社交能力，开发宝宝的智力，促进宝宝的语言发展都很重要。

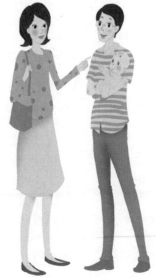

Baby & Mother

视觉记忆智能

奇妙的镜子

●益智目标

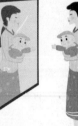

训练宝宝的视觉能力，同时发展宝宝的自我意识。

●亲子互动

把宝宝抱到梳妆镜前，让宝宝从镜子里看到自己的形象。

宝宝笑时，镜中的宝宝也笑；妈妈拉宝宝的手去摸镜子，镜中宝宝也照样伸手；妈妈对着镜子做鬼脸，镜中的妈妈也做鬼脸；宝宝开始用头去碰镜子，用身体去撞，用脚去踢，在镜前做各种动作。妈妈告诉他"这是宝宝，那是妈妈"，让他认识自己的形象。

●专家在线

宝宝在 2 ~ 3 个月时，还不能明确什么是自我。让宝宝照镜子，并引导宝宝对着镜子做动作，再让宝宝摸摸镜子，让宝宝感受到玻璃的触觉刺激，对培养宝宝的视觉和触觉都是有帮助的。

举一反三

妈妈也可以拿出一面小镜子，在宝宝面前移动，让宝宝看到自己的不同身体部位。或者妈妈用镜子映照玩具让宝宝看，宝宝会很有兴趣地看上几分钟，这样做可引起宝宝对外界探索的兴趣。

神奇的不倒翁

●益智目标

培养宝宝的暂时视觉注意能力，训练宝宝的视觉能力。

●亲子互动

为宝宝多准备几种玩具，如玩具娃娃、玩具动物等。再准备一个颜色鲜艳的不倒翁。游戏时，妈妈把准备的玩具一字排开，不倒翁放在最中间。让宝宝俯卧在床上，将玩具放在宝宝前面 15 ~ 30 厘米处。妈妈坐在宝宝的一侧，对宝宝说："宝宝，今天我们来给玩具排排队。"

在确定宝宝被面前的玩具吸引时，妈妈可伸出自己的一只手，从左到右，

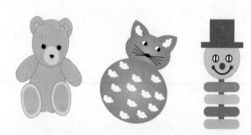

一个个推倒玩具，只有不倒翁摇晃几下，又重新站直，笑眯眯地望着宝宝。这时，宝宝就会表现出极大的兴趣，伸出自己的小手想要去触摸玩具。

●专家在线

在宝宝出生 3 个月前后，宝宝已经能根据自己的需要和兴趣主动注视物体了。当他看到游戏中的不倒翁摇摇晃晃的样子，也会充满兴趣地注视。妈妈应经常与宝宝做类似的游戏，帮助宝宝提高视觉能力。

逮飞机

●益智目标

训练宝宝的视觉及手眼协调能力。

●亲子互动

妈妈用彩纸叠一只飞机，吊在一个较高的位置，然后抱着宝宝站在飞机前。妈妈先用手逮住飞机，然后再放开。这时飞机就会在空中左右前后地摇摆，引起宝宝的兴趣。

妈妈拿起宝宝的小手，让他用张开的小手去逮飞机，当宝宝的小手碰到飞机时，飞机就会荡开。

看着空中荡来荡去的飞机，宝宝就会伸手去抓。当飞机晃到眼前时，他会张开小手抓；当飞机荡走时，他会合上小手。

●专家在线

在游戏中，妈妈用颜色鲜艳的纸折成飞机，能刺激宝宝的视觉，吸引宝宝的注意力，让宝宝学会视线转移。而且，让宝宝一起参与游戏，还能让宝宝通过触碰飞机时小手的一张一合锻炼手部肌肉，为将来宝宝抓东西打下基础。

● 3个月（61～90天）宝宝右脑智能测评

智能	测评项目	评分		
形象思维智能	宝宝喜欢看颜色鲜艳、复杂的图形。	良好	一般	稍差
空间知觉智能	举起宝宝上下左右摇晃时，宝宝会很兴奋，喜欢此类游戏。	良好	一般	稍差
创造性思维智能	宝宝开始有意识地观察和模仿父母的不同表情。	良好	一般	稍差
肢体协调智能	宝宝能翻身90°，并能有目的地抓握吊起的玩具。	良好	一般	稍差
人际关系智能	能认识妈妈，见到熟人会露出微笑，愿意主动与人交流，喜欢被人逗弄。	良好	一般	稍差
视觉记忆智能	能注意镜子中自己的形象，喜欢对着镜子中的自己微笑发声。	良好	一般	稍差

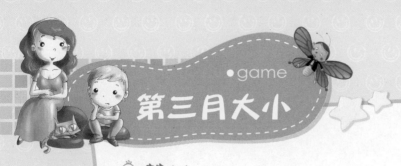
辨大小

　　人的思维能力是从小培养和发展起来的，父母想要培养宝宝的形象思维能力，就要从宝宝的观察能力开始着手。

　　3个月的宝宝，观察能力已经很强，能够分辨简单的形状了，父母可以在宝宝认知简单图形的基础上教宝宝分辨物体的大小。通过这种由大到小、由小到大的视线活动，来锻炼宝宝的眼部肌肉。这个游戏除了可以帮助宝宝强化大小概念，加深宝宝的感性认识外，还能逐渐提高宝宝的形象思维智能，锻炼其形态认知能力，让您的宝宝赢在起跑线上。

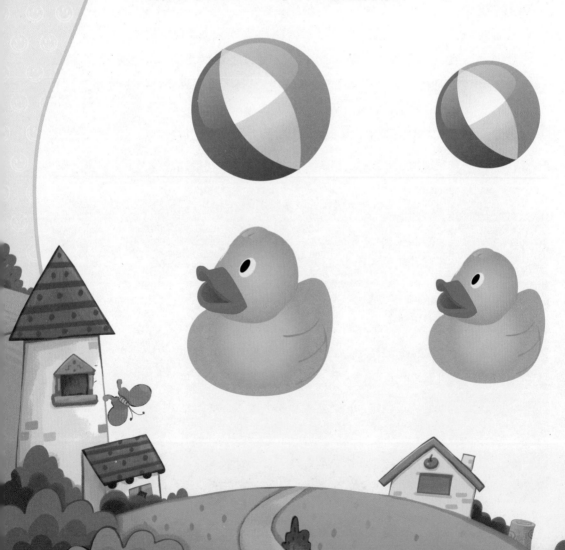

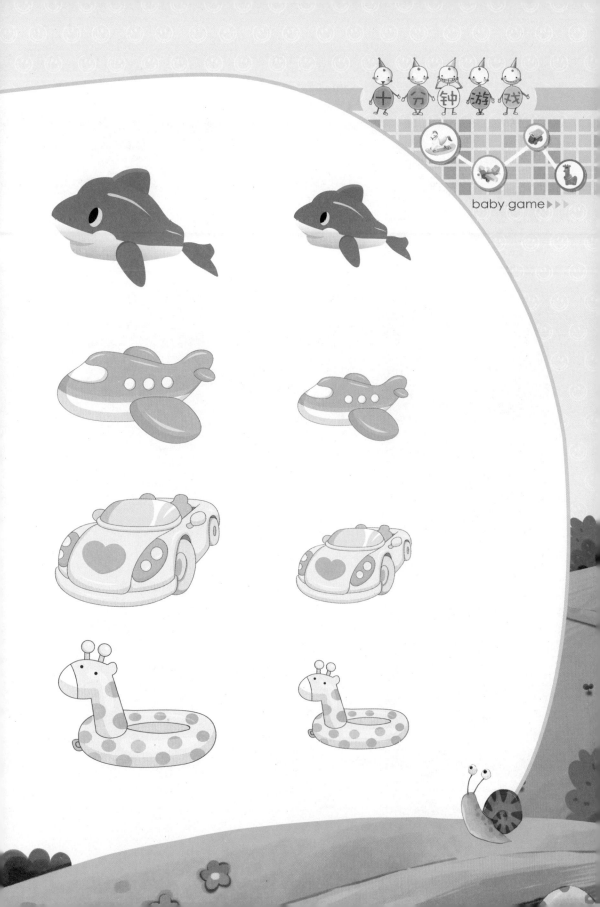

Part 04

聪明宝宝身体发育一览表

第四个月 91~120天

Baby & mother
本月训练重点

训练手部准确抓握动作。

通过视觉、听觉、嗅觉等提升适应能力。

鼓励宝宝高声喊叫和发出好听的声音。

会玩藏猫猫游戏了。

腹卧能抬头至90°，竖抱时头部稳定。

宝宝睡觉的时间越来越少了

只要吃饱奶，身体就一刻不停地在活动

仰卧时，宝宝会把双脚高高举起，试图去踢吊起的小玩具

俯卧时，宝宝会把上身完全抬起，目光紧紧跟随猫儿狗儿打闹嬉戏

如果爸爸妈妈扶住宝宝的腋下，宝宝也能慢慢地支撑起自己的身体

亲爱的宝宝，看着你一天天健康地成长

爸爸妈妈心里满是幸福的涟漪

● 宝宝左脑、右脑智能测评标准

 语言智能　会发出"咕咕"或"咕噜、咕噜"等声音

 逻辑思维智能　对细小的物体开始产生兴趣

左脑五大智能

 数学智能　喜欢听数数，对1~4的数字形成条件反射

 自然智能　喜欢到户外活动

 听觉记忆智能　主动转头寻找声源

 形象思维智能　对颜色鲜艳的图案或图形产生浓厚的兴趣

 空间知觉智能　对物体有了整体的知觉，能分辨自己所在位置的高低

 创造性思维智能　玩"藏猫猫"游戏时，会主动伸手拉蒙脸布

右脑六大智能

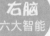 **肢体协调智能**　肢体活动量明显增大

 人际关系智能　认识身边的主要亲人

 视觉记忆智能　能较长时间注视感兴趣的内容

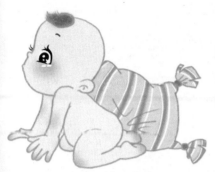

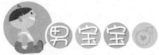

身高	平均 63.0 厘米 (58.4 ～ 67.6 厘米)
休重	平均 6.98 千克 (5.40 ～ 8.56 千克)
头围	平均 41.0 厘米 (38.4 ～ 43.6 厘米)
胸围	平均 41.55 厘米 (37.4 ～ 45.7 厘米)
前囟	平均 2×2 厘米

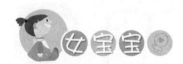女宝宝

身高	平均 61.6 厘米 (57.2 ～ 66.0 厘米)
体重	平均 6.42 千克 (5.20 ～ 7.87 千克)
头围	平均 40.1 厘米 (37.7 ～ 42.5 厘米)
胸围	平均 39.6 厘米 (36.5 ～ 42.7 厘米)
前囟	平均 2×2 厘米

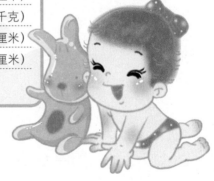

您的宝宝的身体发育记录

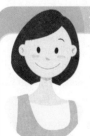

第91天身高	(厘米)	第91天胸围	(厘米)
第91天体重	(千克)	第91天前囟	(厘米)
第91天头围	(厘米)		

左脑开发

第四个月（91～120天）

训练室 >>>

出生4个月的宝宝，语言能力已经有了很大提高，大人逗引他时，他会非常高兴，并会发出愉快的笑声。而且，宝宝更喜欢户外运动，喜欢看周围的环境，对周围的环境表现出浓厚的兴趣。此时，父母应多与宝宝"交流"、说话，提高宝宝的语言交流兴趣。同时要多与宝宝玩各种游戏，并经常带宝宝做一些户外运动，让宝宝的左脑得到充分的开发。

Baby & Mother

语言智能

跟妈妈学发音

● 益智目标

锻炼宝宝的发音水平，提高语言智能。

● 亲子互动

将宝宝抱起来，让宝宝与妈妈面对面，然后妈妈用愉快的语气与表情发出"a—a—"、"u—u—"、"ba—ba—"、"ma—ma—"等重复音节，逗引宝宝注视你的口形。每发一个重复音，停顿一下，给宝宝模仿的时间。妈妈也可以拿一个色彩鲜艳带响的玩具，在宝宝面前一边摇动一边说："宝宝，拿（na）！"鼓励宝宝发出"na"的音。这样做，可以逗引宝宝学发音，逐渐由单音向双音发展。

● 专家在线

宝宝在这一时期会无意中发出"ma"或"ba"的声音，这是宝宝自己咿呀叫唤时无意发出的音，还没有意识。不过，辅音要有口唇的参与，比仅仅会发元音要难一点，所以父母要多与宝宝"交流"，教宝宝重复发出辅音，提升语言智能。

- 语言智能
- 逻辑思维智能
- 数学智能
- 自然智能
- 听觉记忆智能

宝宝该干吗

●益智目标

让宝宝接受语言刺激，发展语言智能，并逐渐培养良好的生活习惯。

●亲子互动

4个月的宝宝已经能了解自己生活的规律了，所以每天从宝宝起床开始，妈妈就要告诉宝宝该做什么。比如，宝宝刚醒时，妈妈要对宝宝说："宝宝睡醒喽！该起床啦！"

在给宝宝穿衣服的时候，也要与宝宝对话，告诉宝宝："宝宝要穿衣服了，宝宝今天要穿花衣服。"

爸爸要去上班时，也要教宝宝一起和爸爸说再见："爸爸要去上班啦，妈妈和宝宝一起和爸爸说再见。"

●专家在线

让宝宝在日常生活中接受语言刺激，宝宝就能逐渐自然地感受语音，并在慢慢熟悉语音后自己模仿着发音说话。同时，这样也能让宝宝逐渐感受生活，在交流中拉近心灵的距离，愉悦宝宝的情绪。父母还可以将各种事物的照片或图片拿来给宝宝看，告诉宝宝上面都是什么，帮助宝宝熟悉各种事物的名称。

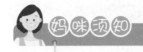

妈咪须知

一般来说，宝宝在75天时会发出辅音，95天时发出2~3个辅音。如果宝宝在这个月还没有发出辅音，妈妈可以面对面让宝宝模仿唇形，也可以和宝宝一起在镜子前做口形练习。妈妈在发音时要慢要长，一次只教一个辅音，待宝宝学会巩固后再学第二个。注意，要先让宝宝学习最直观的词，如妈妈、爸爸等。

认食物

●益智目标

帮助宝宝认识各种食物，丰富宝宝的语言知识。

●亲子互动

妈妈为宝宝准备一些可以吸吮的食物，如苹果泥、香蕉泥等，然后让宝宝用吸吮的姿势吃食物。每次让宝宝吸吮时，都告诉宝宝这些食物的名称，如"宝宝吃的是香蕉泥，好甜哦！"

在每次喂宝宝这些食物时，可先让宝宝看看完整的食物，如香蕉、苹果等，并告诉宝宝这些食物的名称，以后宝宝见到香蕉或苹果等，就会很兴奋，并逐渐记住这些食物。

●专家在线

从4个月开始，宝宝就会明显地表现出好奇心了，想要了解更多东西。这时，父母要随时满足宝宝的好奇。当他对一件事物感兴趣时，要及时告诉他这是什么，帮助宝宝认识更多的东西，丰富宝宝的语言世界。

跟着儿歌做动作

●益智目标

丰富宝宝的词语信息，逐渐理解儿歌的含义。

●亲子互动

妈妈一边给宝宝念儿歌，一边做动作，比如："我是小鸟飞飞飞，我是小鸡跑跑跑，我是青蛙呱呱叫，我是宝宝伸伸腰。"

爱心提示

儿歌能使宝宝养成良好的思想品德、美好情感以及乐观向上的性格有着潜移默化的作用。游戏配上欢快的儿歌，增添了游戏的逗乐成分，能成为宝宝娱乐的方式之一。

●专家在线

儿歌简单易学，父母应经常利用儿歌让宝宝学到更多词语。父母给宝宝念儿歌，再配上动作，宝宝慢慢就会试着与父母一起跟着儿歌的节奏运动。这样，宝宝不仅能学到简单的语言，还能朦胧理解一些词语的含义。

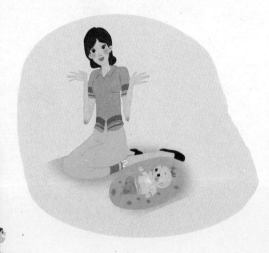

 Baby & Mother

逻辑思维智能

红色的小豆豆

●益智目标

培养宝宝初步的观察力，以及简单的思维、分析能力。

●亲子互动

妈妈先在桌上铺一张彩色的餐巾纸，在纸上放几粒爆米花。在引起宝宝注意后，妈妈捏起一粒放入口中咀嚼，并做出很好吃的表情。这时，宝宝一定也会急着想吃到。妈妈可捏起一粒放入宝宝口中，看看宝宝的反应。如果宝宝想吃，他会用口水化开爆米花咽下去；如果不喜欢，就会吐出来。这样，宝宝就有了初步的注意细小物体的经验。

妈妈再铺一张白色的餐巾纸，在上面放一粒红色的小豆豆，最好是膨化食品，宝宝会伸手去摆弄并专心地玩上几分钟。如果宝宝未发现红色的小豆豆，妈妈可抖动餐巾纸，让小豆豆滚动，引起宝宝注意。

●专家在线

4个月左右的宝宝，手指还没有捏取能力，但视觉分辨率开始精确，能看到细小的物品，对于自己感兴趣的物品，愿意去观察和探索。所以，父母应该多创造机会，训练宝宝对物体的观察能力，从而促进宝宝多思考、多分析。

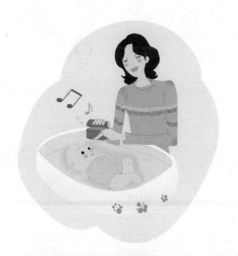

数学智能

数数游戏

●益智目标

培养宝宝对数字顺序的认识，逐渐熟悉数目的顺序。

●亲子互动

妈妈将宝宝放在摇篮里，一边摇摇篮，一边跟着摇篮的节奏数数给宝宝听。妈妈也可以在抱着宝宝上楼梯时，有节奏地从 1 数到 10 给宝宝听。

妈妈还可以拿着宝宝的小手，一个一个地拨弄宝宝的小手指，数数："1、2、3、4……"

●专家在线

对于 0 ~ 1 岁的宝宝而言，他们的数学智能发展还处于萌芽阶段，不能理解抽象的数学概念，所以在这一阶段培养宝宝的数学智能，应让宝宝学会用感官去了解和体验数学。每天与宝宝有目的地进行上述游戏，通过宝宝的听觉逐渐强化宝宝对数的概念，从而逐渐熟悉数字。

宝宝的魔法盒

●益智目标

训练宝宝的判断、推理能力。

●亲子互动

准备一个音乐盒，在宝宝身体的一侧打开音乐盒，引起宝宝注意。

关上音乐盒，停顿一下，再次打开音乐盒，引起宝宝的惊奇。

反复两三次，让宝宝注意到音乐声音与音乐盒开关之间的关系。

变换音乐盒的位置，再重复上面的游戏。

爱心提示

为宝宝选择的音乐盒可以带一些旋转或色彩的变换，这样更能吸引宝宝。

●专家在线

在游戏中，当宝宝听到声音后，会主动寻找声源。妈妈在游戏中可变换音乐盒的位置，帮助宝宝练习转头。这个游戏不仅能训练宝宝的听力，更重要的是能培养宝宝对声音和物体的判断、推理等逻辑思维智能。

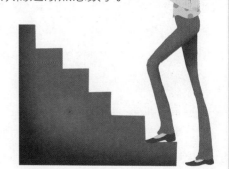

边做操边数数

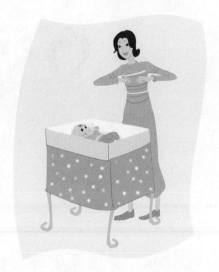

● **益智目标**

帮助宝宝熟悉数的顺序。

● **亲子互动**

妈妈每天同宝宝一起做被动体操时，一面帮助宝宝做动作，一面数数，1234，2234，3234，4234。这样宝宝也会逐渐习惯一面做一面听数数，经常听就如同听唱歌一样听熟了，有时宝宝也知道数到最后就要还原，所以宝宝也会在听到"4"时把手放下。

● **专家在线**

尽管宝宝对数的概念还不清楚，但妈妈经常让宝宝参与到数字游戏中，便能逐渐强化宝宝对数字的概念，使他形成条件反射，喜欢听数数，并会自己用动作配合。

Baby & Mother

自然智能

世界真奇妙

爱心提示

熟悉数字，多数游戏都像背儿歌似的背诵这些数字，带有顺口溜的性质，并没有形成每一个数词与实物间的一对一的联系，宝宝尚不理解数的实际意义，但可以通过游戏帮助宝宝熟悉数的顺序。

● **益智目标**

发展孩子的视觉、听觉，培养宝宝对自然界的好奇心，提升自然智能。

● **亲子互动**

选择天气好的日子，抱着宝宝到户外散步，让宝宝看看热闹的人群，马路上来往的车辆，听听各种声音……父母要不断地为宝宝"解说"，如"宝宝看，小汽车开来了。""听，叮铃铃，这是自行车。"带宝宝到公园玩，让宝宝看看红花、绿树，听听鸟儿清脆的叫声，让宝宝感受到大自然的美丽和新奇，刺激他的视觉、听觉发展，也激发他对外界的好奇心和探索精神。

● **专家在线**

宝宝此时的各种心理特点都有了长足的进步，对周围环境的好奇心也越来越大，喜欢到户外活动，观察户外的各种景物。父母经常带宝宝到户外活动，让宝宝接触外部环境，能促进宝宝对外部世界的注意和观察，从而丰富宝宝的自然世界。

动物的叫声

● 益智目标

帮助宝宝初步认识自然界中的各种动物。

● 亲子互动

妈妈为宝宝准备一些能发出声音的动物玩具，将玩具放在宝宝身体的一侧，然后让玩具发出某种动物的叫声，引导宝宝寻找，妈妈还要告诉宝宝这是什么动物在叫。玩几次以后，宝宝会自己主动拍响玩具。

反复练习后，宝宝就会对这种动物的叫声产生记忆，然后妈妈再捏响玩具时，问宝宝："小鸭子在哪里叫啊？"宝宝就会扭头去寻找声源。这时妈妈不要忘记亲亲宝宝，鼓励宝宝一下，让宝宝更愉快。

● 专家在线

经常与宝宝做与自然界有关的游戏，让宝宝对周围世界的认知产生同化作用，将宝宝已经开发的大脑逐渐强化并稳固。利用各种玩具与宝宝做有关自然界动物或者其他事物的游戏，玩具能吸引宝宝的注意力，宝宝也能在玩玩具时感受到各种变换，并逐渐探索世界，有助于宝宝自然智能的开发。父母也可以把宝宝带到户外或动物园，让宝宝将声音和动物联系起来。

到树林里散步

● 益智目标

帮助宝宝认识丰富的自然界。

● 亲子互动

选择晴朗温暖的天气，带着宝宝到附近的树林里逛逛，自然的声音和香气能使宝宝的情绪更安定。

抱着宝宝在树林里静静地站着，让宝宝仔细聆听鸟鸣声，不仅能提高宝宝的好奇心，还能锻炼宝宝对声音的敏感度。

● 专家在线

父母要多引导宝宝观察大自然，感受大自然，这是一种帮助宝宝喜爱大自然的好方法。上述活动适合于每一个孩子，尤其是对那些在混凝土城市中长大的孩子来说，尤其重要。

不过，宝宝的皮肤比较娇嫩，容易晒伤，在夏季出行时，应做好防晒工作。

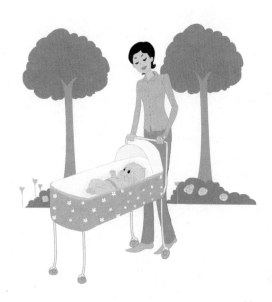

听觉记忆智能

辨别高、低音

●益智目标

帮助宝宝感受高音、低音的变化。

●亲子互动

妈妈弹有明显高、低音区别的曲子（也可放录音），爸爸抱着宝宝倾听，并不时地对宝宝说："宝宝听，妈妈弹得多好听。"

当听到音乐的高音时，爸爸将宝宝高高举起，并说道："高喽！宝宝比爸爸还高。"当听到低音处时，爸爸就把宝宝放低，对宝宝说："宝宝低喽。"反复数次。

●专家在线

3个月以后的宝宝，就能区别各种不同的声音了，所以父母要经常与宝宝玩一些声音游戏。每次进行上述游戏时，要先使宝宝留意听音乐，感受到宝宝在听音乐时，再将他举高放低，让宝宝在运动中去感受声音的高低变化。这对于提升宝宝的听觉记忆智能大有好处。

听水声

●益智目标

促进宝宝的听觉能力。

●亲子互动

让宝宝聆听各种水声。如水龙头的流水声、下雨的雨水声、洗澡时拍打水发出的声音、瀑布的声音，让宝宝摸到水，使宝宝逐渐听懂水的声音。

妈妈将水龙头时而拧大，时而拧小，水声时大时小，这时可观察宝宝的表情是否对水声感兴趣。

还可以在带宝宝去郊外游玩时，在有瀑布的地方驻足，让宝宝听瀑布的声音。让宝宝感受丰富的水声变化。

●专家在线

在现实生活中，充满着各种各样的声音：人说话的声音、开门关门的声音、电视的声音、风声、水声等。经常让宝宝听听这些声音，能提高宝宝适应外界环境的能力。

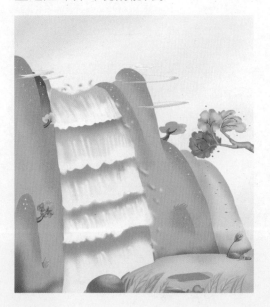

模仿动物的叫声

●益智目标

帮助宝宝区分各种动物的不同声音，提高宝宝的声音分辨能力。

●亲子互动

为宝宝准备一些动物卡片，如小鸭子、小狗、小老虎、小鸡等。

让宝宝坐在妈妈的怀里，妈妈随意抽出图片，握着宝宝的小手，指着图片上的动物让宝宝看，并告诉宝宝上面是什么动物，然后学动物的叫声。比如抽出的是小鸭子，就给宝宝学小鸭子叫："小鸭子，嘎嘎嘎"；抽到小鸡，就学小鸡叫："小鸡小鸡，叽叽叽。"

在学小动物叫时，妈妈还可以做出各种有趣的动作，引起宝宝的兴趣。宝宝在妈妈的引导下，也会"咿呀"地叫起来。

●专家在线

听觉训练是1岁以下宝宝的一项重要发展课题，因为感官发展是心智发展的基础。在游戏中，妈妈和宝宝一起认识动物，并学习动物发出的声音，不仅让宝宝听到了声音，还可以让宝宝在游戏中认识到不同的动物会发出不同的声音。这对于训练宝宝的听觉具有一定意义，对宝宝日后认识各种事物也有所帮助。

● 4个月（91～120天）宝宝左脑智能测评

智能	测评项目	评分		
语言智能	会发出"咕咕"或"咕噜、咕噜"等声音，偶尔会发出"ba"、"ma"等双音。	良好	一般	稍差
逻辑思维智能	宝宝对细小的物体开始产生兴趣，并会较长时间注视。	良好	一般	稍差
数学智能	数数做体操时，妈妈数到"4"时，宝宝会把手放下。	良好	一般	稍差
自然智能	宝宝会更多地关注自然界的事物，乐意到户外活动，对外界的事物兴趣很浓。	良好	一般	稍差
听觉记忆智能	听到声音，宝宝能主动转头寻找。	良好	一般	稍差

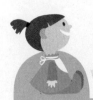

右脑开发

第四个月（91～120天）

训练室

>>>

4个月的宝宝视力有了很大发展，逐渐变得准确；喜欢和大人玩藏脸的游戏，与人的交往能力也会有所增强；手部活动更加进步，能主动抓握静止的玩具，手和眼的协调能力有所提高；能逐渐理解远、近、高、低等概念，对不同方位的移动物体会紧紧追视，并表现出浓厚的兴趣。父母应多与宝宝玩一些色彩、方位等游戏，帮助宝宝提升形象思维及创造性思维智能。同时，还要多训练宝宝的手部运动，增强手部的灵活性。

➤ Baby & Mother

形象思维智能

摸摸身边的物品

● 益智目标

让宝宝感受各种事物的不同特征，并丰富宝宝的触觉。

● 亲子互动

在宝宝情绪好时，让宝宝抓取桌上的物品，如毛绒玩具、纸质的小盒、塑料玩具、软橡皮制的能捏响的小鸭子等。宝宝伸手拿到某种物品时，妈妈要告诉宝宝玩具是"硬的、软的、空的、响的"等。

洗澡时，还可以让宝宝摸摸浴巾、丝瓜瓤等，或让宝宝感受一下浴巾的柔软，与又硬又粗的丝瓜瓤不同。当然，丝瓜瓤不能用来给宝宝擦身体。

● 专家在线

让宝宝接触硬、软、粗、细、中空等不同的物体，不仅能增强宝宝的触觉感受、分辨能力，还能让宝宝了解不同事物的不同特征，从而增强宝宝的形态认知能力。

● 形象思维智能
● 空间知觉智能
● 创造性思维智能
● 肢体协调智能
● 人际关系智能
● 视觉记忆智能

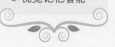

小狗狗动了

●益智目标

丰富宝宝对色彩及图形的感觉。

●亲子互动

取一块长 30 厘米、宽 25 厘米的纸板，将四周的角用剪刀剪圆。用彩笔在纸板上画上图案，如小狗，或剪一些鲜艳的图案贴在纸板上。再在板的四周各凿一个洞，洞的大小应能穿过松紧带，并系上一个小铃铛。

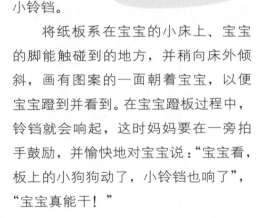

将纸板系在宝宝的小床上、宝宝的脚能触碰到的地方，并稍向床外倾斜，画有图案的一面朝着宝宝，以便宝宝蹬到并看到。在宝宝蹬板过程中，铃铛就会响起，这时妈妈要在一旁拍手鼓励，并愉快地对宝宝说："宝宝看，板上的小狗狗动了，小铃铛也响了"，"宝宝真能干！"

●专家在线

宝宝在 4 个月时，已经具备了简单的形象思维意识，视觉皮层细胞的联系正达高峰期，能够将声音与图像联系起来。这时的宝宝也非常喜欢将所听到的和所看到的物体对应起来，所以这正是训练宝宝图形认知能力及形态认知能力的好时期。

Baby & Mother

空间知觉智能

远了近了

●益智目标

提高宝宝的空间感知能力。

●亲子互动

准备一个洗干净的大红苹果。妈妈将宝宝抱坐在身上，爸爸拿着苹果站在宝宝面前。等宝宝看到苹果时，爸爸再慢慢后退，退到约 2 米的地方，再向前走，边走边对宝宝说："宝宝看，苹果远了"，"苹果近了"。

●专家在线

红色的物体非常容易吸引宝宝的注意力，宝宝这时对红色物体是最感兴趣的。通过这个游戏，能让宝宝感受到苹果距离自己的远近，不仅能促进宝宝的视力发育，更重要的是能够训练宝宝的空间感知能力。

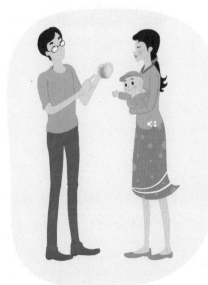

和爸爸捉迷藏

●益智目标

发展宝宝的空间感知能力，培养宝宝的愉悦情绪，增进亲子关系。

●亲子互动

妈妈在床上盘腿而坐，让宝宝面对面坐在腿上，一手挟着宝宝的髋部，一手扶住宝宝的腋下保持平衡。

爸爸躲在妈妈背后，先从一侧伸出手，让宝宝一只手抓住爸爸的手指，另一只手抓住妈妈的胳膊。

爸爸摇晃被宝宝抓住的手，吸引宝宝的注意力，再从妈妈背后的另一侧突然伸出头来叫宝宝的名字。然后，爸爸再换方位出现在宝宝面前。

爱心提示

爸爸不要过于频繁地换方位，要给宝宝一段"寻找"的时间。

●专家在线

宝宝在4个月时，已经开始对物体有了整体的知觉，能把部分被遮蔽的物体视为同一物体，能分辨自己所在位置的高低。同宝宝一起做上述游戏，就是为了训练宝宝对人或物体的整体方位感，帮助宝宝理解人或事物的立体外形，发展立体空间感知能力。

纸鹤飞飞

●益智目标

训练宝宝辨别自己身体的左、右方位的认知能力。

●亲子互动

用彩色的纸折一只纸鹤，然后固定在一段铁丝的顶端。

让宝宝握住纸鹤的铁丝柄，妈妈帮助宝宝晃动纸鹤，引起宝宝的兴趣。

妈妈和宝宝让纸鹤按指令飞，并给宝宝念儿歌："花纸鹤，飞飞飞；飞到东来飞到西；纸鹤飞到哪里了？飞到宝宝的身上去。"妈妈帮助宝宝让纸鹤"飞"到宝宝身上，然后再改为指示语，如："花纸鹤飞到宝宝的左手上了"、"飞到宝宝的右腿上了"……和宝宝一起按指示语操纵纸鹤的位置。

●专家在线

单纯地帮助孩子辨别空间方位对孩子来说很枯燥，很难引起孩子的兴趣，也很难促进孩子的方位认知感。对于4个月的宝宝来说，更难以理解左、右、上、下等诸多方位。因此，父母可多和宝宝玩方位游戏，这能很大幅度地提高宝宝的方位感知能力。在训练宝宝的方位感时，因为孩子的空间知觉特点都是从自我出发的，对空间方位的辨别也是以自我为中心，所以要以宝宝为中心。以后随着宝宝的年龄逐渐增大，再从客体出发辨认方位。

Baby & Mother

创造性思维智能

手帕变变变

●益智目标

训练宝宝的观察及推断能力，培养其创造性思维。

●亲子互动

游戏时，妈妈先用一条大手帕蒙住自己的脸，然后问宝宝："咦，妈妈呢？妈妈哪儿去了？"

宝宝此时会很奇怪妈妈哪去了，然后妈妈突然扯去手帕露出脸来，并对宝宝惊喜地说："妈妈回来喽！"这会使宝宝十分高兴。

游戏可重复进行，让宝宝逐渐熟悉游戏，当妈妈将手帕盖在脸上的时间保持长一些时，宝宝就会自己动手去抓手帕，使妈妈的脸快些露出来。

●专家在线

游戏中，宝宝之所以会慢慢去抓妈妈脸上的手帕，是因为宝宝注意到了拿掉手帕后就可以看到妈妈的脸。这样，就锻炼了宝宝的注意力、观察力及判断能力，丰富了宝宝最初的创造性思维智能。

爱心提示

游戏开始时，妈妈用手帕蒙住脸，说完"妈妈哪儿去了"后要迅速拿掉脸上的手帕，让宝宝看到妈妈的脸。否则，宝宝可能会因为妈妈不见了而大哭起来。

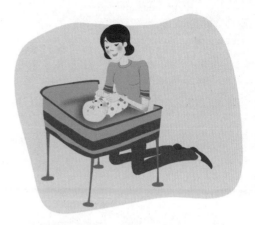

拉大锯，扯大锯

●益智目标

帮助宝宝学会从不同角度感知世界，开启宝宝的新奇想法。

●亲子互动

在宝宝睡醒后，让宝宝保持仰卧，并帮助宝宝放松上肢。

妈妈握住宝宝的两个小胳膊，然后慢慢将宝宝拽起来，边拽边念歌谣："拉大锯，扯大锯，外婆家门口唱大戏；妈妈去，爸爸去，小宝宝也要去。"

将宝宝拉起来后，再轻轻将宝宝放下，让宝宝保持仰卧。重复游戏3 ～ 4次。

●专家在线

这个游戏首先能锻炼宝宝的腰背部肌肉、骨骼力量及上臂的支撑力，让宝宝的身体发育更结实。

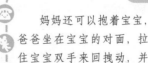

妈妈还可以抱着宝宝，爸爸坐在宝宝的对面，拉住宝宝双手来回拽动，并念歌谣。

➡ Baby & Mother 🛒

肢体协调智能

脚踏车游戏

●益智目标

锻炼宝宝的腿部力量，增强肢体协调感。

●亲子互动

宝宝洗完澡后，让宝宝躺在舒服的小床上，妈妈用两手稍微抓住宝宝的小脚。

不要太用力，让宝宝的脚踝像踏脚踏车一样来回运动。妈妈可以对宝宝说："宝宝要骑脚踏车去花园玩喽！"

还可以配合优美舒缓的音乐进行游戏，增强宝宝的愉快情绪。

●专家在线

此时的宝宝，躺着时已经能看到自己翘起的小脚了，因此父母要多创造机会与宝宝做运动游戏，锻炼宝宝身体的各部分机能。游戏主要锻炼的是宝宝的腿部力量，以及整个肢体的协调感，能促进宝宝肢体协调智能的发育。

抓住妈妈的手

●益智目标

发展听觉、动觉，锻炼宝宝的手部肌肉力量。

●亲子互动

妈妈伸出食指，放在宝宝的手心，让宝宝抓住，然后妈妈慢慢将手指向外抽，直到宝宝的手掌边缘，且边抽手指边对宝宝说："宝宝抓住妈妈的手指啦，宝宝要用力哦！"

●专家在线

妈妈与宝宝一起做游戏，能刺激宝宝身体各个器官及小脑的发育。上边的游戏，虽然简单，但却能增强妈妈与宝宝之间的感情，并且能锻炼宝宝的手部肌肉力量，协调手和脑的配合，增强宝宝的肢体协调能力。

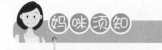
妈咪须知

宝宝4个月左右，妈妈将手放在宝宝两腋下支撑宝宝的身体时，宝宝的头部不再摇晃，这表明宝宝的颈部已经能固定撑直了。从现在开始，宝宝会逐渐变得主动起来，肢体活动也逐渐增加，活动量也明显增大。妈妈要多帮助宝宝直立身体，让宝宝能自由地转动脑袋看周围。此后，宝宝对周围的环境更加好奇，有时会将抓来的东西送入口中去舔，这和我们成人靠视觉和触觉了解事物的特征是完全相同的。吸吮手指是宝宝心灵成长的表现，妈妈不能强行禁止，但要注意宝宝的安全和卫生。

蹦蹦跳

● 益智目标

训练宝宝的下肢力量，为以后的站立作准备。

● 亲子互动

妈妈扶着宝宝腋下，让宝宝站在妈妈腿上。

妈妈两手用力，让宝宝做一蹦一跳的动作，并伴随宝宝的动作说"蹦、蹦、跳！"不仅能锻炼宝宝的下肢，还能逐渐让宝宝听懂大人说的话。

慢慢地，父母就是不帮宝宝玩蹦蹦跳，宝宝也会自动在大人腿上跳跃。如果大人一说"蹦、蹦、跳"，宝宝会跳得越起劲。

● 专家在线

4个月的宝宝已经进入全身运动时期了。这一阶段，家人要帮助宝宝多做一些全身各部位协调的动作，如抬头、翻身、起立、跳跃等，帮助宝宝练习身体的灵活性，增强腿部力量。而且，在游戏中宝宝的情绪也会高涨，对宝宝的心理健康有很大益处。

拿玩具

● 益智目标

训练宝宝的抓握动作及手眼协调能力。

● 亲子互动

让宝宝背靠着枕头坐在床上，将玩具放在宝宝的正面，让他的手正好摸到。这时宝宝会将玩具拿起来。或者让宝宝趴在床上，用玩具逗引他，使宝宝练习用肘撑起身体，使胸脯完全离开床铺。观察宝宝是否能目测距离，指挥手去抓物，是否能根据距离和角度调整手臂的伸缩长度和躯干的倾斜度。

等宝宝学会拿前面的玩具后，再将玩具放在他身体的左侧及右侧，让宝宝接着学在左、右抓取东西，也可以利用这个游戏使宝宝熟练地向左、右随意侧翻。

当宝宝拿到玩具后，可以让他玩一会儿。

● 专家在线

手不仅是动作器官，也是智慧的源泉。多活动，大脑才聪明，所以父母在此期间要多通过各种方式让宝宝去抓、握、拍、打等，尽量促进宝宝"心灵手巧"。这个拿玩具游戏，主要是训练宝宝的抓握能力，同时也能促进宝宝的手眼协调能力。记忆力好的宝宝当拿到以前玩过的玩具时，小手就会落在原来把玩的位置，甚至做出和以前相同的动作。

➡ Baby & Mother 🚼

人际关系智能

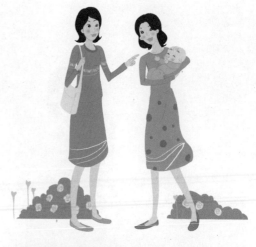

👧 看小朋友玩 :::::::

● **益智目标**

促进宝宝良好的同伴关系。

● **亲子互动**

父母应经常抱着宝宝到户外，让宝宝观看其他小朋友玩耍，而且要不断对宝宝说："宝宝看，这是小哥哥（小姐姐），他们在玩踢球。"

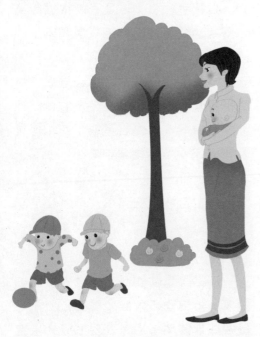

● **专家在线**

同伴交往是宝宝整个社会交往系统中的重要组成部分，也是培养宝宝人际关系智能的一个重要内容。经常带宝宝参与到小朋友的游戏中，能刺激宝宝想一起玩耍的欲望，促进宝宝的交往技能，培养其日后的良好个性。

👧 阿姨抱抱 :::::::

● **益智目标**

培养宝宝初步的社会交往经验，减缓"怯生"心理。

● **亲子互动**

抱着宝宝自然地与生人交谈，一段时间后，将生人介绍给孩子："宝宝，这是阿姨，阿姨可喜欢宝宝啦。"等宝宝对生人的惧怕情绪减弱后，再将宝宝让生人抱一会儿。让生人抱着宝宝时，妈妈藏在生人背后，轻轻地叫宝宝的名字，再从一侧探出头去，引导宝宝寻找妈妈，让宝宝体会到和生人一起游戏的乐趣。

● **专家在线**

4个月的宝宝表情逐渐丰富起来，会有意识地哭和笑。此时，宝宝很喜欢别人逗他，且有了记忆。同时，宝宝开始躲避生人，但认生程度还不太强烈。父母应抓住这一时期，扩大宝宝的交往范围，让宝宝多接触生人及同龄小朋友，丰富社交经验。

视觉记忆智能

Baby & Mother

奇妙的电视

● 益智目标

刺激宝宝的视觉，延长宝宝对事物的注视时间，训练宝宝一定的专注力。

● 亲子互动

妈妈把宝宝抱到电视前，对宝宝说："宝宝，今天妈妈和宝宝一起来看电视。"然后打开电视，电视上出现的丰富多彩的画面和悦耳的声音会很快引起宝宝的注意。

妈妈把宝宝抱到距离电视约 2 米的地方，让宝宝看上 4 ~ 5 分钟电视，同时用

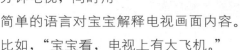

简单的语言对宝宝解释电视画面内容。比如，"宝宝看，电视上有大飞机。"

关掉电视后，妈妈可对宝宝说一些有关电视的话，如："电视可真好看了，有宝宝喜欢的大汽车、大老虎、小猴子……宝宝以后可以经常看电视……"

● 专家在线

对于宝宝来说，虽然还不能理解宝宝对电视中表演的内容，但是电视中丰富多彩、个性十足的形象却极易吸引宝宝的注意力。父母可以有选择地让宝宝看一些电视节目，里边的内容会让宝宝较长时间专注于电视。这对锻炼宝宝的专注力是有好处的。

爸爸、妈妈和宝宝

● 益智目标

让宝宝学会初步观察，发展宝宝的视觉记忆能力及辨认能力。

● 亲子互动

找出几张彩色照片，游戏时，妈妈抱着宝宝，先拿出一张爸爸的照片，边看边告诉宝宝："宝宝，这是谁呀？这是爸爸，这是宝宝的爸爸。"并让宝宝看照片时用手指指爸爸。换一张照片问宝宝："宝宝，这是谁呀？这是妈妈，这是宝宝的妈妈。"

让宝宝反复看照片，再看父母本人，加深宝宝的印象。随后，再给宝宝看他自己的照片，问宝宝："这是谁呀？这是我们可爱的宝宝。"

最后再让宝宝看爸爸、妈妈和宝宝的合影，并分别指出照片中的人："宝宝看，这是爸爸、妈妈和宝宝的合影。这是爸爸，这是妈妈，这是宝宝。"

● 专家在线

3 ~ 4 个月的宝宝慢慢地会定点看东西，能以视线追随移动的物体。而且，宝宝这时已经能辨认亲人了，具有较好的辨认记忆能力，对身边常见的亲人有明确的感情记忆。

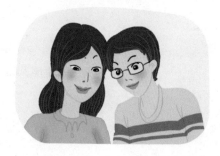

认认气球

- **益智目标**

  帮助宝宝辨认颜色，锻炼视觉反应。

- **亲子互动**

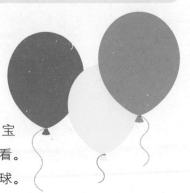

  准备红、黄、蓝色气球各一个。

  妈妈拿着红色气球给宝宝看，并对宝宝说："宝宝看,红气球多好看。"边说边轻拍气球,吸引宝宝去看。

  再用同样方法教宝宝认识黄、蓝两种颜色的气球。

- **专家在线**

  3～4个月的宝宝，视觉的基本功能色觉已接近成人，以后会在辨别颜色的准确性方面继续发展。此时的宝宝喜欢看明亮鲜艳的颜色，尤其是红色，不喜欢看暗淡的颜色。所以要经常用红色的玩具来逗引宝宝，帮助宝宝发育辨别颜色的视觉功能。上述游戏中，当宝宝熟悉三种颜色后，可以将三色气球挂在宝宝能经常看到的地方，引导宝宝用视觉寻找三种不同颜色的气球。

● 4个月（91～120天）宝宝右脑智能测评

智能	测评项目	评分		
形象思维智能	对颜色鲜艳的图案或图形产生浓厚的兴趣，乐意较长时间地注视。	良好	一般	稍差
空间知觉智能	开始对物体有了完整的概念，从椅子后伸出一只手，宝宝能知道椅子后边还有一个人，会主动去寻找椅子后边的人。	良好	一般	稍差
创造性思维智能	大人蒙脸玩藏猫猫游戏时，宝宝会主动动手去拉蒙脸布。	良好	一般	稍差
肢体协调智能	扶着宝宝做"蹦、蹦、跳"游戏，宝宝会随着节奏自动"跳跃"。	良好	一般	稍差
人际关系智能	能认识身边的亲人，对生人会注视，不会做出亲热的表情。	良好	一般	稍差
视觉记忆智能	带宝宝看电视，宝宝对电视中有趣的内容会很感兴趣，较长时间注视。	良好	一般	稍差

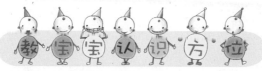

宝宝在 4 个月时，已经开始对物体有了整体的知觉，能分辨所在位置的高低。所以，父母可以多和宝宝玩方位游戏，这能很大幅度地提高宝宝的方位感知能力。让宝宝看下图，妈妈用温柔的语言告诉宝宝，小狗在桌子的下面睡觉，小花猫在桌子的上面看小鱼。要强调"上面"和"下面"两个词。让宝宝对上和下两个方位有初步的认识。

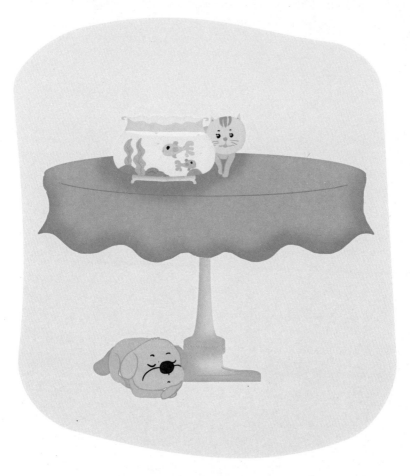

第五个月 121~150天

聪明宝宝身体发育一览表

宝宝睡醒了
看着他扭动自己的身体，不停蹬被想要翻身的可爱样子
我忍不住把他抱到怀里
宝宝高兴地双脚并拢
顺着我的手劲儿
开始上下地蹦跳
越蹦跳越有劲儿，越蹦跳越高兴
我的宝贝，高高地跳吧
跳到人生的最高峰，欣赏最美丽的风景

● 宝宝左脑、右脑智能测评标准

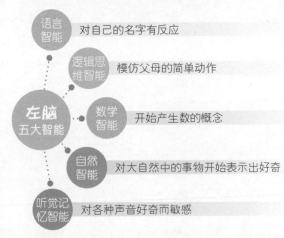

左脑五大智能	
语言智能	对自己的名字有反应
逻辑思维智能	模仿父母的简单动作
数学智能	开始产生数的概念
自然智能	对大自然中的事物开始表示出好奇
听觉记忆智能	对各种声音好奇而敏感

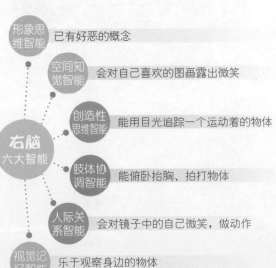

右脑六大智能	
形象思维智能	已有好恶的概念
空间知觉智能	会对自己喜欢的图画露出微笑
创造性思维智能	能用目光追踪一个运动着的物体
肢体协调智能	能俯卧抬胸、拍打物体
人际关系智能	会对镜子中的自己微笑，做动作
视觉记忆智能	乐于观察身边的物体

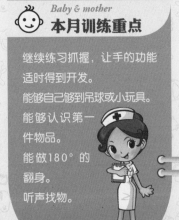

Baby & mother
本月训练重点

继续练习抓握，让手的功能适时得到开发。
能够自己够到吊球或小玩具。
能够认识第一件物品。
能做180°的翻身。
听声找物。

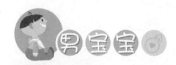

男宝宝

身高	平均 65.1 厘米（60.7 ～ 69.5 厘米）
体重	平均 7.56 千克（5.94 ～ 9.18 千克）
头围	平均 42.1 厘米（39.7 ～ 44.5 厘米）
胸围	平均 42.3 厘米（38.3 ～ 46.3 厘米）
前囟	平均 2×2 厘米
牙齿	平均 0 ～ 2 颗

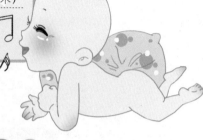

女宝宝

身高	平均 63.8 厘米（59.4 ～ 68.2 厘米）
体重	平均 7.01 千克（5.51 ～ 8.51 千克）
头围	平均 41.2 厘米（38.3 ～ 43.6 厘米）
胸围	平均 41.1 厘米（38.8 ～ 44.9 厘米）
前囟	平均 2×2 厘米
牙齿	平均 0 ～ 2 颗

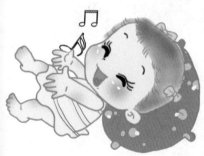

您的宝宝的身体发育记录

第121天身高	（厘米）	第121天胸围	（厘米）
第121天体重	（千克）	第121天前囟	（厘米）
第121天头围	（厘米）	第121天牙齿	（颗）

左脑开发 训练室

第五个月（121～150天）

>>>

5个月的宝宝已经开始能发两个辅音了，而且能认识第一件物品；喜欢做藏猫猫游戏，具备了初步的逻辑思维能力；喜欢到户外活动，对大自然的一切都充满兴趣，愿意接触小动物；能够听声找物，听觉与视觉联系灵敏。父母应通过多种游戏训练宝宝的左脑能力，帮助宝宝开发左脑。

Baby & Mother

语言智能

叫名字游戏

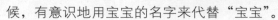

●益智目标

训练宝宝对自己名字的反应，培养宝宝的语言理解能力及自我意识。

●亲子互动

逗引宝宝的时候，有意识地用宝宝的名字来代替"宝宝"。

经常用轻柔的语气叫宝宝的名字，训练宝宝对自己名字的初步记忆。

在宝宝看不到的地方叫他的名字，使他的头转向声音方向。反复几次后，转换地点进行，让宝宝寻找声音的来源。

●专家在线

开始叫宝宝的名字，也是一种刺激，刺激多了就会形成条件反射。5个月的孩子对别人叫他的名字已有反应，但还不是自我意识，也不一定能理解声音的含义，但经常称唤后，宝宝就会逐渐明确地将你的声音与他自己联系起来。

- 语言智能
- 逻辑思维智能
- 数学智能
- 自然智能
- 听觉记忆智能

认识第一件物品

● 益智目标

刺激宝宝的语言理解能力。

● 亲子互动

妈妈抱着宝宝坐在台灯旁，用手拧开台灯时告诉宝宝："灯，灯"，再关掉台灯，看宝宝的视线是否会转移到灯上。如果宝宝还未注意到，妈妈就多开关几次，让光的变化吸引宝宝看台灯。然后妈妈说"灯，灯"，并握着宝宝的小手摸摸灯罩，摸摸开关，还可以宝宝用手去开灯、关灯。

妈妈抱着宝宝离开台灯，走到房间的另一头，问宝宝："灯在哪里？"看宝宝是否用眼睛寻找灯。如果不会，就重复游戏；如果会看灯的方向，妈妈再走到另一边，再问宝宝："灯在哪里？"看宝宝是否盯着灯的方向。

如果宝宝已经学会了，连续几天都要复习，巩固宝宝认识的第一种东西。

● 专家在线

认识第一种东西，可以测试宝宝对语言的理解能力。实际上，一般3～5个月大的宝宝，其视皮层细胞的联系正达高潮期，如果能与听觉联系就能开始学习语言了。不过每个宝宝的情况不同，不能勉强，要让宝宝高兴时认识他所喜欢的东西。

⟿ Baby & Mother

逻辑思维智能

藏猫猫

● 益智目标

训练宝宝的分析、判断能力，提高逻辑思维智能。

● 亲子互动

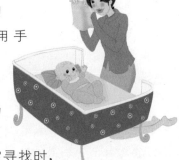

妈妈用手帕蒙住自己的脸，然后问宝宝："妈妈去哪了？"

在宝宝寻找时，突然拉掉手帕露出笑脸并叫一声"喵儿"，逗宝宝笑。

然后将大手帕蒙住宝宝的脸，让他学着将手帕拉开，父母高兴地叫一声"喵儿"。

这个游戏的目的就是让宝宝自己操纵游戏，由他去蒙脸，自己拉开，有意识地发出声音和父母藏猫。

爱心提示

妈妈在开始突然拉掉手帕时，注意不要吓到宝宝。

● 专家在线

这个游戏能让宝宝理解暂时看不到的事物仍然是存在的，并要设法去找到它，从而锻炼了宝宝肯定或否定某种事物存在的能力，逐渐增强逻辑思维智能。

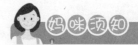

神秘的玩具

●益智目标

培养宝宝的判断、推理能力，感知事物存在的永恒性。

●亲子互动

妈妈准备一个色彩鲜艳的小玩具，要小得能够被你用手握住。

让宝宝仰卧在床上，妈妈用玩具逗弄宝宝，让宝宝看到玩具，并让宝宝拿着玩具玩一会儿，再将玩具拿近你的脸，并和宝宝说话，吸引宝宝的注意力。

将玩具轻轻地从宝宝的手里拿过来，放入自己的手里藏起来。合上双手，让宝宝看到妈妈紧握的拳头。

问宝宝："宝宝找找，玩具哪里去了？"等上几秒钟，当宝宝看上去被弄糊涂时，再摊开你的手，并向宝宝展示玩具，告诉宝宝："宝宝的玩具在这里。"

●专家在线

宝宝来到这个世界上后，他要花许多时间试着分辨他周围的环境。5个月的宝宝，逐渐会认识自己周围的日常事物。宝宝越感兴趣的东西，他认识得越快。上述游戏中，宝宝在妈妈的逗引下，逐渐理解了玩具的客观存在性，从而锻炼了逻辑思维能力。当练习一段时间以后，宝宝就会主动在妈妈的手里寻找玩具，从被动游戏转为主动掌握并控制游戏，然后父母可以推广到藏和寻找，使游戏深入下去。

妈咪须知

婴幼儿大脑发育不完全，当受到惊吓、委屈或不满时，就会哭闹。哭闹可以将孩子内心的不良情绪发泄出去，调和人体七情。所以宝宝适当哭是有益于健康的。

捏响玩具宝宝

●益智目标

帮助宝宝初步理解逻辑因果关系。

●亲子互动

给宝宝准备一个能捏响的玩具，如塑料娃娃。妈妈拿着玩具在宝宝面前做示范，用手捏响玩具娃娃。让宝宝自己抓住娃娃，妈妈握住宝宝的手，帮他捏响玩具。慢慢地，宝宝就会自己尝试捏响玩具。

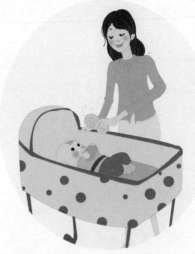

●专家在线

培养宝宝最初的因果关系推理能力，是培养宝宝早期逻辑思维智能的一部分。上述游戏中，锻炼了宝宝最初的感知逻辑因果关系。

数学智能

飞舞的小球

● 益智目标

让宝宝在游戏中体验数字的概念。

● 亲子互动

妈妈在高处用皮筋拴住两个小球，然后抱着宝宝站在小球的下方。

妈妈先用手去推打其中的一个小球，并引导宝宝来依次推打。宝宝在推打其中的一个球时，妈妈可以对宝宝说："宝宝打到了第一个小球。"当宝宝推打另一个小球时，妈妈再对宝宝说："宝宝打到了第二个小球。"可以重复游戏多次。

● 专家在线

要发展宝宝的数学智能，父母首先应重视发展宝宝的感官，让宝宝学会用感官去了解和体验数学。游戏中，妈妈和宝宝边推打小球边说数字，就会逐渐将数字的信息传递到宝宝的大脑中，并会逐渐自己用动作配合。

爱心提示

这个时期的宝宝正在学习使用自己的手指，他已经了解了手的一些用途，手能自由地活动，能够主动抓东西，能用手拍东西，还知道用手捡起非常小的东西。这时宝宝需要用玩具或者借助生活中的一些常见常用的实物来有目的地帮助自己发展，来增加他们全身和四肢的活动。

自然智能

认识门

● 益智目标

帮助宝宝认识周围的新事物，加深对周围事物的了解。

● 亲子互动

抱着宝宝到门口，用手指着门告诉宝宝："宝宝看，这是门。"并引导宝宝摸到门。

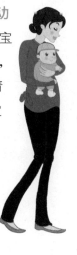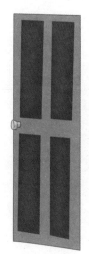

握住宝宝的手打开门，边开门边对宝宝说："乖宝宝把门打开啦。"然后再和宝宝一起关门，同样边关门边对宝宝说："乖宝宝关门啦。"

和宝宝重复玩关门和开门的游戏，直到宝宝玩够为止。

● 专家在线

这个游戏可以让宝宝对世界的认识多一种经验的感知和体会，并逐渐培养宝宝的自立能力，同时还能帮助宝宝认识门里与门外事物的关系，提升自然智慧。父母也可以适度地延伸这个游戏，比如变成电灯开关等。

探索的宝宝

●益智目标

发展宝宝的触觉，帮助宝宝学会用不同的动作来认识周围的事物。

●亲子互动

妈妈找来家里现有形状、软硬、长短不同的物体，如圆杯子、橡皮、方盒子等，放在宝宝面前。

引导宝宝依次来玩这些东西，玩腻一个后，再换另一个给他。观察宝宝是否会因为东西的不同而出现不同的动作。

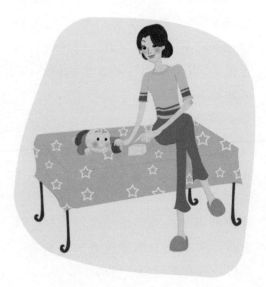

认认香蕉

●益智目标

帮助宝宝认识自己喜欢的食物。

●亲子互动

妈妈拿出苹果和香蕉放在桌子上，先问问宝宝："宝宝看看，哪个是香蕉？"宝宝不认识，妈妈可以指给宝宝看，并让宝宝闻一闻，然后剥开，用小勺刮下一块喂在宝宝嘴里，一面喂一面对宝宝说："香蕉好香，宝宝爱吃。"让宝宝通过看、闻、吃来认识香蕉。

第二天，将香蕉与梨放在一起，让宝宝辨认，认对后再给宝宝吃。

第三天，将香蕉与苹果放在一起，让宝宝辨认，认对后再喂给宝宝吃。过几天，在宝宝面前摆放三种水果：香蕉、苹果、梨，让宝宝指出香蕉，看宝宝能否指对。

●专家在线

训练宝宝认识事物的能力，能提高宝宝的自然认知能力。宝宝对自己喜欢的事物总是很感兴趣，无论是听到、看到、闻到，都会喜欢并记住名字。

●专家在线

5个月的宝宝能通过接触不同的事物而逐渐产生探索意识。这个游戏能帮助宝宝用触觉来区分各种东西，并帮助宝宝通过学习不同的动作来了解不同的事物，借此提高分析事物的能力。但要注意给宝宝的物品不能有锋利的地方，以免伤害到宝宝。

Baby & Mother

听觉记忆智能

辨别声响

● 益智目标

促进宝宝的听觉分辨能力。

● 亲子互动

妈妈给宝宝准备不同质地的玩具，如积木、塑料娃娃、金属球等。

用不同质地的玩具碰撞时，刺激宝宝的听力，比如木线轴与积木敲打发出木质的声音；两个塑料玩具在一起敲打发出较哑的声音；两个金属玩具相互敲击发出金属的声音。

不同的声音会让宝宝感到新奇而有趣，他也会将东西故意弄掉到地上，因为可以听不同玩具掉到地上时发出的不同声音。

● 专家在线

这个游戏意在让宝宝通过听不同质地的玩具发出的不同声音提高他的听力，引起宝宝的好奇心和探究欲，从而逐渐提高宝宝的听觉和分辨能力。目前宝宝还不会对敲玩具，他只会通过把东西扔到地上发出的声音来满足好奇心。但这并不能代表宝宝已经认识了某一种玩具，只能认为宝宝是以一种条件反射的方式在模仿父母的某些动作。就好像宝宝一开始在叫"妈妈"或"爸爸"的时候并不知道其含义一样。本游戏为下月对敲玩具打下基础。

爱心提示

妈妈要抓住时机多创造机会，发展宝宝的视听能力。可以让他听昆虫或者鸟类好听的啼鸣声，然后观察宝宝的反应，宝宝会表现出对某种声音的偏爱。

时钟滴答滴

● 益智目标

训练宝宝的听觉灵敏性。

● 亲子互动

给宝宝一个能发出美妙声音的闹钟，一定要能准时响起的闹钟。

让宝宝拿着闹钟玩一会儿，宝宝能清楚地听到闹钟的"滴答"声。

当闹钟整点响起时，宝宝会感到相当有趣。

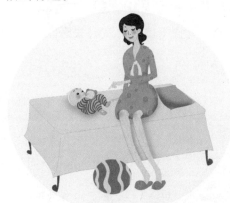

● 专家在线

这个年龄阶段的宝宝在听觉方面有了很大发展，对各种声音都表现出很大的兴趣，能表现出集中注意听的样子，听到声音后也能很快将头转向声源。这正是训练宝宝听觉记忆能力的好时候，所以父母要多利用各种声音逗引宝宝。

寻声找物

●益智目标

训练宝宝听觉定位的灵敏度。

●亲子互动

妈妈抱着宝宝坐在小凳上，将宝宝熟悉的哗铃棒扔到地上，发出声音，妈妈边说边捡："嘿，掉下了。"

捡起来后，妈妈再故意将哗铃棒掉在地上，暂时不捡，看宝宝的目光是否看着地上。

以后可以用一些金属的东西，如金属的勺子、盘子、铃铛等，让这些东西掉到地上，注意宝宝是否用眼睛往地面寻找。

●专家在线

寻声找物的游戏能够训练宝宝的听觉定位灵敏度，并引导宝宝用视觉来证实。听觉灵敏的宝宝在听到声音后就会马上低头，用视线寻找目的物。有些宝宝已经能低头看地，但未发觉玩具。

另一些宝宝听觉定位不良，找不到方向，只能东张西望。如果从游戏中发现宝宝听觉不良，要及时去医院检查。

● 5个月（121～150天）宝宝左脑智能测评

智能	测评项目	评分		
语言智能	当叫宝宝的名字时，宝宝会有所反应，偶尔还会发出双音的"ma"、"ba"等。	良好	一般	稍差
逻辑思维智能	玩藏猫猫游戏时，宝宝会逐渐学着用手帕、衣服、被单等蒙住自己，同父母一起游戏。	良好	一般	稍差
数学智能	开始产生对数字的概念，知道不只有一个小球。	良好	一般	稍差
自然智能	对大自然中的事物开始表示出好奇，能专注地看一个人、一个小动物或一棵树等。	良好	一般	稍差
听觉记忆智能	对各种声音好奇而敏感，能够寻声找物。	良好	一般	稍差

右脑开发

训练室

5个月的宝宝的形象思维能力有所提高，能主动触碰到吊起的小球，并愿意主动拍打，让小球运动起来；喜欢在高处看世界，当位于高处时，对周围的环境充满兴趣；抱着宝宝到户外活动时，能区分熟人和生人，遇到陌生人会主动避开；喜欢在父母的辅助下蹦跳，能够在音乐的节拍下有节奏地活动。本月中，父母应多让宝宝活动身体，不仅能增强肢体平衡能力，发展前庭系统，更能让宝宝在活动中接触周围的环境，从而促进右脑发展。

Baby & Mother

形象思维智能

悬吊玩具

● 益智目标

训练宝宝的视觉、触觉，增进宝宝的形象思维能力。

● 亲子互动

将一件色彩鲜艳、较大的玩具悬吊在宝宝的小床上方，距离为宝宝的小手可以抓到，让宝宝双手摆弄玩具玩。

两天后，将玩具换到宝宝的小脚可以触碰到的地方，让宝宝用双脚蹬踢玩具玩耍。再过两天后，妈妈再将玩具调至中间。此时宝宝就会手脚并用玩玩具，非常有趣。

● 专家在线

5个月时，宝宝开始对周围事物产生浓厚的兴趣。宝宝的眼睛能随活动玩具移动，看见东西就想去抓，手眼动作协调，并能注意到远距离的物体。游戏中，不仅锻炼了身体协调能力、训练观察能力和形态认知能力，还促进了形象思维能力。

- 形象思维智能
- 空间知觉智能
- 创造性思维智能
- 肢体协调智能
- 人际关系智能
- 视觉记忆智能

看图片

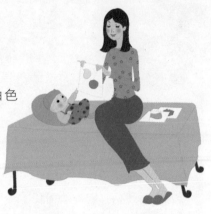

●益智目标

锻炼宝宝的图形认知能力。

●亲子互动

父母用硬纸板和白纸制作一些两面都是白色的大幅纸卡，然后在纸卡的一面画上脸谱或其他一些常见物体的轮廓图，如水果、蔬菜、人物、动物等，在另一面写出物体的名称。

在宝宝安静清醒的状态下，让宝宝半卧在床上，面朝前方。

妈妈准备好 5 张卡片，将图形一面朝向宝宝，距离约 20 厘米，用一个玩具将宝宝的注意力吸引到卡片上。妈妈依次将 5 张卡片由上方抽起（将宝宝已经看过的最前面的一张由上方抽起，放在全组卡片的最后），并在抽取卡片的同时，用清晰的声音读出卡片上图形的名称。

●专家在线

宝宝在看到自己喜欢的图形时，有时会四肢舞动，对图形露出微笑。在玩此游戏时，父母要循序渐进地训练孩子，不要操之过急，游戏一天进行 3 次即可。第二天再玩时，可随机减去一张旧卡片，换上一张新的；第三天再减去一张旧的，换一张新的，依此类推。随着月龄的增大，可将黑白轮廓图改为彩色的。

玩积木

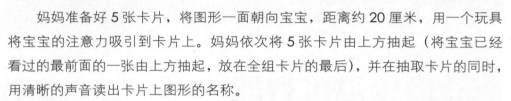

●益智目标

帮助宝宝发展图形认知能力。

●亲子互动

用布料包海绵做成各种形状的积木，软软的、轻轻的，可以抓起来，也摔不坏。

给宝宝玩积木，并告诉宝宝积木都是什么形状的，如三角的、方形的，等等。让宝宝在玩积木的过程中逐渐认识各种图形。

●专家在线

宝宝接触布包积木，身体会感到很舒服，而且通过游戏，还能认识更多的图形，促进宝宝图形认知能力的发展，提高形象思维智能。

Baby & Mother

空间知觉智能

抓小球

● 益智目标

培养宝宝的空间智慧。

● 亲子互动

抱着宝宝坐在床上，递给宝宝一个乒乓球，让宝宝伸手抓住。

当宝宝看着自己手中的球时，妈妈轻轻用手指由上面将球从宝宝手中捅落在床上。

捡起乒乓球，再次放入宝宝手中。然后再次轻轻用手指由上面把球从宝宝手中捅落。

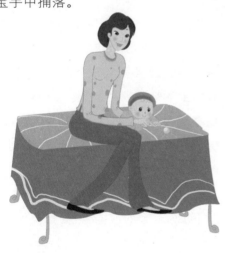

● 专家在线

在游戏中，宝宝看到自己手中的物品掉落，眼睛会追随着物品掉落的路线。这个游戏可以提高宝宝的视觉追随能力和双手抓握能力，更重要的是，能增强宝宝的空间智慧，帮助宝宝明白事物的里外变化。

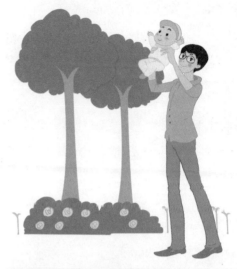

高处看世界

● 益智目标

激发宝宝的好奇心，提高空间知觉能力。

● 亲子互动

抱着宝宝到户外散步，引导宝宝看周围的世界，尤其要看高矮不同的东西，如大树、小草等。

将宝宝高高举起，宝宝在高处看到这些事物会更惊奇，并且能逐渐产生高低的概念。

如果宝宝还闹着要做，爸爸可以多举宝宝几次，直到宝宝满意为止。

● 专家在线

宝宝看东西时，都是从低处看，所以从比成人还高的位置看周围的世界，会更让宝宝感到新奇，这将有利于激起宝宝的好奇心和探索精神，扩大宝宝的眼界。更重要的是，这样的游戏能让宝宝逐渐产生高、低等空间概念，提高宝宝的空间思维能力。

Baby & Mother

创造性思维智能

变化的玩具

●益智目标

帮助宝宝认识新事物，发展分析判断能力。

●亲子互动

妈妈可将宝宝经常玩的玩具安上新的装置，比如在橡皮小狗上系个小铃铛，让橡皮狗既能按出声音，又能摇出声音。宝宝对此会充满新奇感。

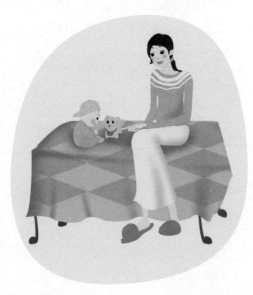

●专家在线

这个时期的宝宝对新的东西还不太关心，只会将新东西揉得乱七八糟，而且也不知道不同的事物具有不同的特征，只觉得所有的事物都一样。通过这个游戏，可以让宝宝练习冲破旧的认识，探索新方法，帮助宝宝提高探索能力，发展创新思维。

妈妈的扣子好特别

●益智目标

训练宝宝的观察能力，促进宝宝观察分析能力的发展。

●亲子互动

妈妈穿着带有扣子的上衣抱着宝宝，引导宝宝看妈妈的扣子，拿着宝宝的手一边摸扣子一边说："宝宝看，妈妈衣服上的扣子好漂亮！"

宝宝会发现妈妈的扣子很特别，圆圆的，上面还有花纹，他会聚精会神地看，并会动手去摸。以后，宝宝会逐渐去摸漂亮的、好玩的、特别的东西，从而发展了观察分析能力。

●专家在线

对于妈妈上衣的扣子、拉锁、绣花、皱褶等装饰物，5个月的宝宝在妈妈怀中时，会经常用手去摸。这表示他发现了衣服上的特别点，是他的观察能力得到提高的表现。这一阶段，宝宝的视觉皮层细胞的联系达到高峰，当他看到独特的物品就会动手去摸，支配了手的动作。所以妈妈可以经常和宝宝做类似的游戏，锻炼宝宝的视觉能力、触觉能力、认知能力、判断能力和肢体协调能力。但游戏时不要佩戴有锋利边缘的饰物，以免划伤宝宝。更不要将小饰物留给宝宝，以免误食。

爱心提示

妈妈注意不要穿一些装饰物过多的衣服，以免刮伤宝宝。

Baby & Mother

肢体协调智能

拉线团

●益智目标

锻炼宝宝的手眼协调能力。

●亲子互动

将会滚的线团用彩色的带子系上，让线团从桌子近端滚到远端宝宝触碰不到的地方。妈妈抱着宝宝，用手把带子一拉，将线团拉回来。让宝宝模仿妈妈，也抓住带子一头，将线团拉回来。

●专家在线

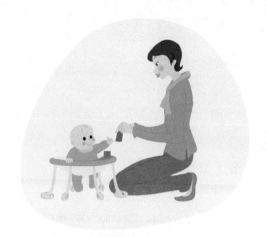

四五个月的婴儿，手部动作的发展还比较差，最初只是无意识的抚摸动作，但在抚摸的基础上，宝宝也会对一些玩具或游戏感到好奇，并反复进行，逐渐会有意识地触碰玩具。这就是说，宝宝的小手已经开始作为感知外界事物的器官在发挥作用了。这时父母要仔细看宝宝的手怎样握住带子。手部能力发展好的宝宝能够用大拇指独当一面，与对着的4个手指一起握带子，这种握法称为对掌握物。不过四五个月的宝宝都常常是大把抓，5个手指在同一方向，将带子握在手里，这种情况是因为宝宝没有机会练习之故。

手抓积木

●益智目标

练习宝宝拇指和其他四个手指共同抓物的能力。

●亲子互动

为宝宝准备一些彩色积木，把积木放在桌上让宝宝抓握。当宝宝手中已有一块积木时，他会试着将一只手中的积木传到另一只手中。

●专家在线

宝宝现在正学习使用自己的手指，虽然还不十分熟练，但已了解了手的一些用途。这时，父母应多和宝宝一起游戏玩耍，帮助宝宝发展小手的抓握能力。

很多宝宝在这个时候用手拿物品都会使用抓握的方式，就是"大把抓"，这时父母可以轻轻地把宝宝的大拇指和其他四指分开，让宝宝学会正确的拿物品的方式。当然，因为宝宝还很小，不必勉强，但父母多教几次的话，以后宝宝学起来就会更快了。

匍匐"爬行"

● 益智目标

增强颈部支撑力，锻炼腿、膝盖、臂、胸、背肌肉的支撑力和整个身体的平衡能力。

● 亲子互动

让宝宝俯卧在床上，妈妈帮助宝宝支起双手，再用上膝盖支撑着身体。

此时爸爸拿玩具在宝宝前面引逗，妈妈在后面先推动宝宝一个膝窝到腹下，然后再推另一个膝窝，并齐后，再重复进行，帮助宝宝向前爬行，抓到玩具。

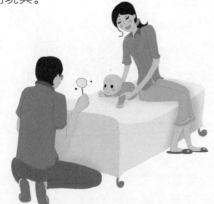

● 专家在线

扭动、匍匐爬行，能帮助宝宝的大脑形成突触，以控制将来整体运动智能的发展。而且，宝宝在练习爬行时，头颈抬起，胸腹离地，用四肢支撑身体重量，这也锻炼了胸腹背与四肢的肌肉，促进了骨骼生长。

> **爱心提示**
>
> 父母要防止宝宝嘴贴近地，辅助力量也要恰到好处，不能用力过猛。

Baby & Mother

人际关系智能

亲亲妈妈

● 益智目标

增强亲子关系，促进宝宝与他人交往的能力。

● 亲子互动

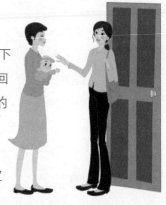

当妈妈下班或从外边回来后，家里的照料者要抱着宝宝迎上去，并告诉宝宝："妈妈回来了，宝宝瞧瞧，妈妈回来了。"让宝宝亲一下妈妈后再将宝宝交给妈妈。

妈妈接过宝宝后，要对宝宝说："宝宝，叫妈妈。"同时耐心地教宝宝发出"ma"的音节。

● 专家在线

父母要利用一切机会，与宝宝亲切对话，为宝宝创造良好的生活氛围。同时，在与宝宝的交谈中，还能增强与宝宝之间的感情，使宝宝乐于与他人交往。

> **爱心提示**
>
> 宝宝太小时，在亲吻父母时，一定要注意，妈妈最好避开使用化妆品后或是外出回来未清洗手和脸就直接和宝宝发生身体接触，这样会影响宝宝的身体健康。

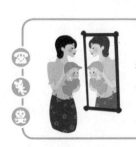

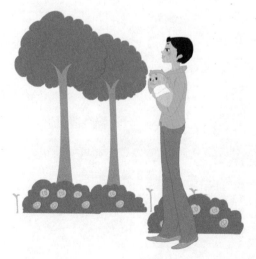

认识宝宝

● 益智目标

教宝宝认识自己的形象和五官，提高自知能力。

● 亲子互动

将宝宝抱到镜子前，先让他注视镜子中的自己的形象，并对他说："谁在镜子里？是宝宝（婴儿的名字）在里面。"

握着宝宝的手，让宝宝的小手指向他自己的眼睛、鼻子、嘴巴、耳朵、头发以及小手、小脚，一面指，一面告诉他这些部位的名称，让宝宝能用手触摸这些部位。

● 专家在线

5个月的宝宝，会注意到镜子中自己的形象，明确地注视自己的身影，微笑着和镜子中的自己"说话"。这是婴儿自我认知能力发展的结果。父母要多与宝宝照镜子，帮助宝宝尽快认识自己。

除了照镜子之外，父母还可以多给宝宝看一些平时拍的照片或者拍摄的 DV，引导宝宝在照片或者 DV 影像中找出自己。这个游戏可以锻炼宝宝的视觉、触觉以及逻辑思维能力。

举一反三

妈妈还可以通过和宝宝在镜子前玩游戏，来让宝宝认识自己。比如让宝宝拍拍手或挥挥手说再见等。

Baby & Mother 视觉记忆智能

看看远处

● 益智目标

发展宝宝的远视。

● 亲子互动

父母除了经常指给宝宝看室内远距离各种设备物品，并告诉他名称外，还要经常抱宝宝到室外，让宝宝看看远处的树、建筑物、车辆，告诉他名称，并逐渐能做到较长时间地注视远处的树、房子、车、人，还能辨认出远处的东西是什么。

● 专家在线

5个月的宝宝视力大大增加。视觉研究表明，5个月的宝宝已具有明显的深度知觉，可以注意到远距离的物体，如街上的车和行人等。为此父母要及时训练，锻炼焦距的拉长和缩短，发展宝宝的视觉能力。

魔术变变变

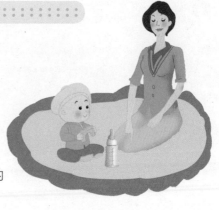

● 益智目标

训练宝宝的视觉观察能力。

● 亲子互动

抱着宝宝坐在地上，在眼前一会儿放一个苹果，一会儿放一个奶瓶，过一会儿再放一个食品盒，看看宝宝是否能马上发现眼前的东西变了，看看宝宝对哪件东西更感兴趣。

妈妈还可以拿一个小硬币放在地上，过一会儿将硬币旋转起来，并说："转转转。"待硬币倒下后，用宝宝的小手将硬币按住，并说："停！"

● 专家在线

宝宝的视觉有了进一步发展，他的眼睛也能随着活动的玩具移动。看到移动的玩具，宝宝也会想伸手去触摸，去抓拿。和宝宝玩这样的游戏，因为眼前物品不断变化，会让宝宝感到特别新鲜，也能吸引宝宝的视觉注意力。在游戏过程中，宝宝就会慢慢学会用头活动来扩大视觉范围，追寻自己想要观察的事物。

● 5个月（121～150天）宝宝右脑智能测评

智能	测评项目	评分		
形象思维智能	喜欢看色彩鲜艳的图画，对自己喜欢的图画会露出微笑。	良好	一般	稍差
空间知觉智能	能用目光追踪一个运动着的物体，当物体消失后，宝宝还会寻找一会儿。	良好	一般	稍差
创造性思维智能	对妈妈衣服上的扣子很感兴趣，并会去主动摸拿玩耍。	良好	一般	稍差
肢体协调智能	能俯卧抬胸，也能用小手抓握、拍打物体，拉着他的小手时能坐起来。	良好	一般	稍差
人际关系智能	喜欢照镜子，并会对镜子中的自己微笑，做动作。	良好	一般	稍差
视觉记忆智能	乐意观察，很长一段时间后还能记住并认出事物。	良好	一般	稍差

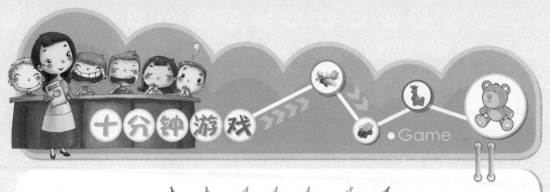

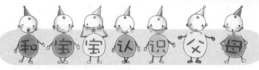

和宝宝认识父母

研究表明，刚出生 2 天的宝宝就可以分辨人脸和其他形状。宝宝凝视人脸图片的时间几乎是其他任何图片的两倍。宝宝似乎天生对人感兴趣。其实，宝宝并非对人脸感兴趣，而是对人脸的轮廓线和曲度感兴趣，尤其是自己的爸爸妈妈。

在宝宝刚刚出生的几个月里，他的视线总是跟着爸爸妈妈转。所以，在分辨形状的小游戏里，爸爸妈妈可以把自己和宝宝的照片贴在下面，让宝宝从最熟悉的人认识起。宝宝在看自己照片的时候，爸爸妈妈还可以握住宝宝的小手摸摸自己的脸，增强宝宝的感性印象。

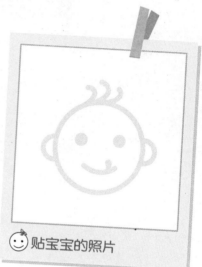

😊 贴宝宝的照片

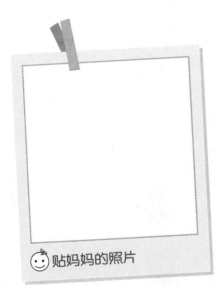

😊 贴妈妈的照片

😊 贴爸爸的照片

06

聪明宝宝身体发育一览表

第六个月 151~180天

最近宝宝总是喜欢不停的"说话"

虽然我听不懂他在说什么

但他还是会一边摆弄着手里的玩具，一边发出"喀……哒……妈"等声音

一不小心玩具掉到地上

他居然一头扎到我的怀里

任凭我如何呼唤都不抬头

宝宝呀，你并没有做错事

你永远都是妈妈心中最可爱的小天使

● 宝宝左脑、右脑智能测评标准

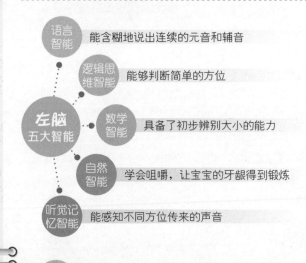

语言智能	能含糊地说出连续的元音和辅音
逻辑思维智能	能够判断简单的方位
左脑五大智能	
数学智能	具备了初步辨别大小的能力
自然智能	学会咀嚼，让宝宝的牙龈得到锻炼
听觉记忆智能	能感知不同方位传来的声音

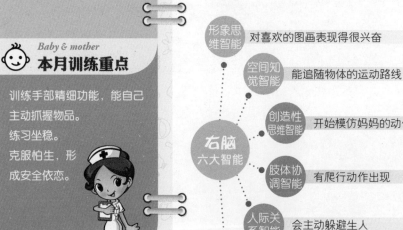

形象思维智能	对喜欢的图画表现得很兴奋
空间知觉智能	能追随物体的运动路线
右脑六大智能	
创造性思维智能	开始模仿妈妈的动作
肢体协调智能	有爬行动作出现
人际关系智能	会主动躲避生人
视觉记忆智能	喜欢照镜子，并会做出各种动作

Baby & mother

本月训练重点

训练手部精细功能，能自己主动抓握物品。

练习坐稳。

克服怕生，形成安全依恋。

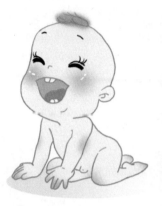

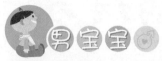

男宝宝

·········· 身高	平均 67.0 厘米（62.4 ～ 71.6 厘米）
·········· 体重	平均 8.02 千克（6.26 ～ 9.78 千克）
·········· 头围	平均 43.6 厘米（40.6 ～ 45.4 厘米）
·········· 胸围	平均 43.0 厘米（39.2 ～ 16.8 厘米）
·········· 前囟	平均 2×2 厘米
·········· 牙齿	平均 0 ～ 2 颗

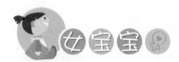

女宝宝

·········· 身高	平均 65.5 厘米（60.9 ～ 70.1 厘米）
·········· 体重	平均 7.53 千克（5.99 ～ 9.07 千克）
·········· 头围	平均 42.1 厘米（39.7 ～ 44.5 厘米）
·········· 胸围	平均 41.9 厘米（38.1 ～ 45.7 厘米）
·········· 前囟	平均 2×2 厘米
·········· 牙齿	平均 0 ～ 2 颗

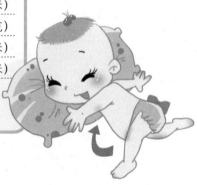

您的宝宝的身体发育记录

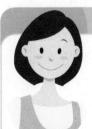

第151天身高	（厘米）	第151天胸围	（厘米）
第151天体重	（千克）	第151天前囟	（厘米）
第151天头围	（厘米）	第151天牙齿	（颗）

左脑开发

第六个月（151～180天）

训练室

6个月的宝宝已经能发出5～6个双辅音，并懂得叫"妈妈"时看着母亲，叫"爸爸"时看着父亲，能随着儿歌做动作；在有大小便前，开始出现明显的表示，懂得与大人合作，比以前容易照料；喜欢户外活动，喜欢小动物。这个月，父母要更多地与宝宝说话，"交谈"可提高宝宝的发音能力；多训练宝宝在大小便时与大人合作；多创设各种条件，让宝宝接触自然。

Baby & Mother

语言智能

看图发音

● **益智目标**

训练发音，模仿语言，为学习语言作准备。

● **亲子互动**

给宝宝看妈妈的照片，然后发出"ma—ma—"的声音，逗引宝宝看妈妈的口形。逗引宝宝再模仿发出"ba—ba—"的声音。每发一个重复音节后，应停顿一下，让宝宝有模仿的时间。以后每次妈妈抱他，就让他模仿妈妈发音，爸爸抱他，就教他模仿爸爸发音。

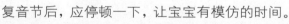

● 语言智能
● 逻辑思维智能
● 数学智能
● 自然智能
● 听觉记忆智能

● **专家在线**

6个月的宝宝，能含糊地说出连续的元音和辅音，听上去他的说话方式逐渐接近成人，并能模仿发出"爸爸"、"妈妈"等双音。此时宝宝只是发音，只有反复沟通建立起条件反射，才便于理解语言。

分称呼

● 益智目标

锻炼宝宝对语意的理解能力。

● 亲子互动

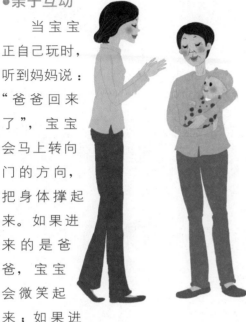

当宝宝正自己玩时，听到妈妈说："爸爸回来了"，宝宝会马上转向门的方向，把身体撑起来。如果进来的是爸爸，宝宝会微笑起来；如果进来的不是爸爸，宝宝会回头看着妈妈，似乎在向妈妈提出抗议。

当奶奶抱着宝宝散步时，看见妈妈回来了，奶奶说："妈妈回来了"，宝宝会十分急切地伸头张望，举起双手扑向妈妈怀中。

● 专家在线

这个游戏可锻炼宝宝分清家人称呼的能力。在发出辅音的同时，宝宝开始懂得语意，这为进一步学习称呼其他家人作准备。宝宝学会"爸爸"、"妈妈"之后可以再教他其他的称呼。

爱心提示

父母逗引宝宝发音，要从声母到韵母。

给宝宝读报

● 益智目标

父母和宝宝一起读报，帮助宝宝感受声音，并对宝宝形成隐性教育，让宝宝长大了之后更容易接受文字教育。

● 亲子互动

爸爸每天在看报的时候，可以有意识地顺便读给宝宝听。当然，宝宝现在还不能理解，但是宝宝却能感受到爸爸的声音与语调，这样做能刺激宝宝的发音兴趣，并培养他对文字的敏感度。

● 专家在线

虽然宝宝现在还不能理解爸爸说的话的意思，但这样经常给宝宝读报，也相当于在和宝宝说话，能刺激宝宝的语言中枢，使宝宝的语言感觉更发达。所以，父母应坚持给宝宝读一些东西，比如书报、小故事等，初步给宝宝建立一个良好的"读"书习惯。

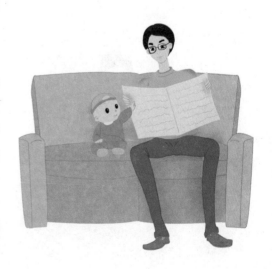

Baby & Mother

逻辑思维智能

找玩具

● 益智目标

锻炼宝宝的记忆力和判断力，提高逻辑思维能力。

● 亲子互动

让宝宝看着妈妈把玩具小鸭子放在桌上，并用手帕盖上，然后问宝宝："宝宝的小鸭子去哪里了？"

宝宝可能懂得小鸭子被手帕盖着了，于是用手扯开。如果还不懂，妈妈可帮他把手靠近手帕，让他扯开帕子见到小鸭子。要多次训练，让宝宝逐渐学会找玩具，一问便扯开手帕。

● 专家在线

宝宝的思维能力开始逐渐增强，此时父母多与宝宝玩一些锻炼记忆力和判断力的游戏，能帮助宝宝提高思维能力。不过，玩具要经常更换。在用碗扣时要用带把手的喝水碗（杯），宝宝不断揭碗，还能促进手指小肌肉的锻炼，增强手指力量。

扔玩具

● 益智目标

培养最初的思维能力。

● 亲子互动

将几个小型玩具用三四十厘米长的绳子固定在宝宝的坐褥垫上，妈妈先教宝宝拿起一个扔出去。

当把身边的玩具都扔完后，再教宝宝拉绳，将玩具拽回来。然后再扔，反复训练。慢慢宝宝自己就懂了，借助拉绳能将玩具拉到身边。

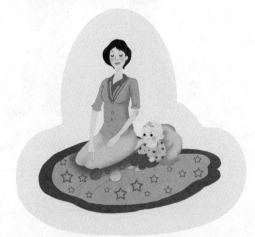

● 专家在线

这时的宝宝已会找寻玩具。这个游戏除了增加宝宝的认知能力外，还能培养宝宝最初的思维能力，激发宝宝的欢乐情绪，且能锻炼手臂力量。由于在扔的玩具中，质地有软有硬，如布娃娃、软硬塑料的小鸭、小鹿，还能发展宝宝的触觉。

爱心提示

游戏中，妈妈别忘了让宝宝的双手都得到锻炼。

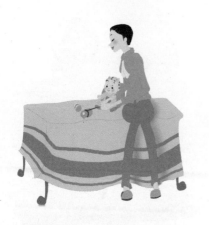

Baby & Mother

数学智能

小兔子，吃萝卜

●益智目标

训练宝宝最初的数学概念。

●亲子互动

准备2只不同大小的小兔玩具，再在纸板上画上两个萝卜，一个大的，一个小的。

分别在宝宝面前举起两只小兔子，告诉宝宝："两只小兔子，要来吃萝卜喽！"

拿起纸板，给宝宝看萝卜，问问宝宝："宝宝来看，哪个萝卜大，哪个萝卜小啊？"

帮助宝宝挑萝卜，一边挑一边告诉宝宝"大"、"小"两个词，帮助宝宝理解两个词的含义。

和宝宝一起把大萝卜放在大兔子一边，小萝卜放在小兔子一边。

●专家在线

宝宝已经初步具备了认识大小的能力，但是他还不能将"大"和"小"的概念与"大小"两个汉字具体地对应起来。这个游戏的目的就是帮助宝宝发展初步的数学意识。如果父母经常给宝宝示范，宝宝就会一边学说，一边学做，促进宝宝语言智能的发展。比较聪明的宝宝当看见妈妈把大萝卜放在小兔子旁边时，会回头看妈妈，表示异议。

敲锣打鼓的乖宝宝

●益智目标

训练宝宝的分析能力，提高思维积极性。

●亲子互动

妈妈找来小塑料瓶、奶粉桶等不同材质的空盒子和筷子。让宝宝坐卧在床上，妈妈将各种游戏材料散落在宝宝面前，然后示范性地敲击铁皮罐子。妈妈敲完后，鼓励宝宝也来敲一敲。妈妈还可按照宝宝敲击的节奏模拟发音，如"咚——咚——"。

●专家在线

宝宝基本能坐起来后，活动能力大大增加，操作能力也随之提高。此时，父母要多给宝宝提供各种材料让宝宝敲击、触摸，这样能有效提高宝宝的分析推理能力及逻辑思维。

爱心提示

注意不要让宝宝敲击易碎的材料，每次游戏的材料也不能过多。随着宝宝能力的增强，可以不断替换材料。

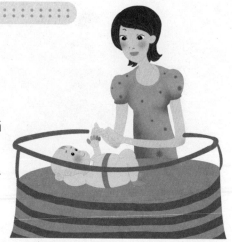

5个小朋友

● 益智目标

训练宝宝的数字敏感度及言语能力。

● 亲子互动

妈妈准备5个小纸卷，在一头用彩笔画上小动物，如小猫。

将纸卷套在宝宝的手指上，妈妈逐个扳着宝宝的手指数小猫，如："一只小猫，两只小猫……"

● 专家在线

宝宝的数字敏感度虽然还不明显，但经常这样给宝宝做游戏数数，宝宝的大脑中就会形成各种数字的概念，从而发展初步的数学智能。

➡ Baby & Mother

自然智能

自己吃饼干

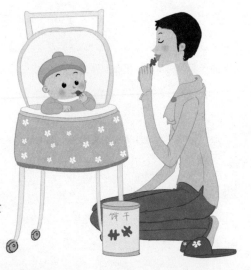

● 益智目标

帮助宝宝学会咀嚼，让宝宝的牙龈得到锻炼。

● 亲子互动

给宝宝一块饼干，妈妈自己也用手拿一块放在嘴边咬去一点儿，慢慢咀嚼。

宝宝逐渐也会模仿妈妈的动作，咬一小口饼干，并用牙龈咀嚼。即使此时宝宝还未出乳牙，只有下面两颗小门牙，但宝宝的牙龈已经有了咀嚼能力，能将饼干嚼碎并咽下。

妈妈可以用夸张的动作多次示范，帮助宝宝学会咀嚼。

● 专家在线

让宝宝练习咀嚼，可以锻炼宝宝的牙龈，便于宝宝的乳牙长出。更重要的是，可以帮助宝宝学会咀嚼，逐渐养成吃固体食物的习惯。

Baby & Mother

听觉记忆智能

听听是什么声音

● 益智目标

训练宝宝辨别声音的能力。

● 亲子互动

妈妈在远处或在另一个房间叫宝宝的名字，或学鸟叫，动物叫，或敲响什么东西，让宝宝寻找。

爸爸可在宝宝身边问宝宝："哪儿在叫宝宝啊？谁叫宝宝啊？小鸟在哪儿叫？小猫咪在哪儿叫？"看宝宝是否会向声源的地方注视。此游戏可经常练习。

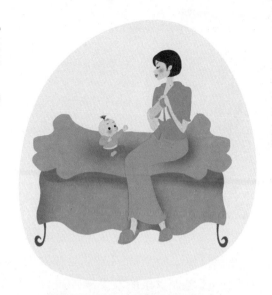

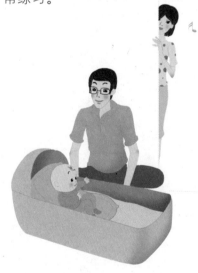

● 专家在线

宝宝在 4 个月时，就已经能找到声源。为训练宝宝的听力，到五六个月时，应把声源拉远，方位不断变换，声音强弱也要有所变化，从而提高宝宝的声音分辨能力。

会发出声音的器皿

● 益智目标

刺激宝宝的听觉，增强宝宝的好奇心。

● 亲子互动

在一个宽口的器皿中放入豆子或其他小东西，并将瓶盖盖好。

妈妈高兴地摇晃器皿，引起宝宝的注意力，并引导宝宝也来摇晃。

放入的东西不同，瓶子内发出的声音也不同，宝宝也会越感兴趣。

● 专家在线

宝宝越长大，活动力越强，越渴望学习各项技巧，这时他需要多多练习以获取经验，爸爸妈妈应给他合适的环境及练习的机会。

上述游戏能充分锻炼宝宝的听觉分辨能力，刺激宝宝分辨出不同的物品在瓶子中发出的不同声音，并会满足宝宝的好奇心。

小小指挥家

● 益智目标

锻炼宝宝的听力及对音乐节奏的感知能力。

● 亲子互动

给宝宝放一些舒缓、优美的高雅音乐，每天 2 ～ 3 次，每次 5 ～ 10 分钟。

在宝宝听音乐时，妈妈从背后抓住宝宝的手臂，合着音乐的节奏拍手，并随着旋律变化手臂动作的幅度。

● 专家在线

妈妈可以经常和宝宝一起听音乐，并随音乐节奏运动，最好还能固定在某一音节上做出特定的、宝宝能做到的动作。多练习几次以后，宝宝也会模仿妈妈的动作随着音乐的节奏晃动身体。比较聪明的宝宝还能在特定的音节做出和妈妈一样的动作。

这个游戏能增强宝宝中枢神经系统的联系通道，开发宝宝智力。而且在灌输音乐感知能力的同时，还能锻炼宝宝的听觉，刺激听觉发育。不过妈妈在选择音乐的时候要放弃那些有超重低音效果的，或者起伏过大的，以免惊吓到宝宝。

● 6个月（151～180天）宝宝左脑智能测评

智能	测评项目	评分		
语言智能	宝宝能含糊地说出连续的元音和辅音，但还不明白自己发出声音的语意；能随着儿歌做动作。	良好	一般	稍差
逻辑思维智能	当宝宝看到妈妈用手帕将自己的玩具盖上时，能判断出玩具在手帕下，会主动去揭开手帕。	良好	一般	稍差
数学智能	通过游戏，可以训练宝宝最初的数字概念，宝宝有初步判断大小的能力。	良好	一般	稍差
自然智能	学会咀嚼，让宝宝的牙龈得到锻炼。	良好	一般	稍差
听觉记忆智能	妈妈变换方位制造出声音，宝宝会随着声音转头寻找，并能找到。	良好	一般	稍差

右脑开发

训练室

6个月的宝宝对各种图片兴趣浓厚，喜欢看五颜六色的图片；喜欢照镜子，会对着镜子中的自己欢蹦乱跳；手指变得愈加灵活，能用拇指和其他手指相对握住物体，能捡起小东西，并会用手指指物体，有时还能用双手撑住身体靠坐起来。父母在本月应继续训练宝宝多活动，多接触新鲜事物，并注意多与宝宝交流，丰富宝宝的人际交往能力及其他智能。

➤➤ Baby & Mother

形象思维智能

认玩具

● **益智目标**

强化宝宝的认知能力。

● **亲子互动**

在一个玩具小柜内放入五颜六色的玩具。让宝宝坐在床上，妈妈从柜中拿出各种玩具，每拿出一件便告诉宝宝这是什么玩具，具有什么特征。比如让宝宝看到玩具小鸭子时，要告诉宝宝说："这是黄色的小鸭子，会游泳哦！"宝宝会因色彩的吸引而自己动手去抓，并显得很高兴。

● **专家在线**

和宝宝说话时，指着对应的物品，宝宝的右脑就会反映出这个物品的形象来。宝宝在玩这个游戏时玩具一定要丰富多彩，同时爸爸或妈妈应陪在宝宝左右。游戏不仅能训练宝宝手的精细度，更能强化宝宝的形态认知能力。

- 形象思维智能
- 空间知觉智能
- 创造性思维智能
- 肢体协调智能
- 人际关系智能
- 视觉记忆智能

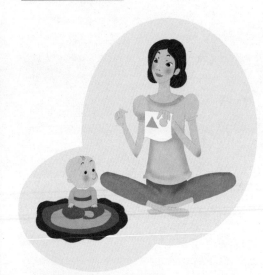

Baby & Mother

空间知觉智能

纸飞机，飞飞飞

● 益智目标

锻炼宝宝的空间智慧。

● 亲子互动

妈妈用鲜艳的彩纸折一些纸飞机，然后拿起红色的飞机给宝宝看，并告诉宝宝："这是红色的飞机。"

妈妈将飞机轻轻地抛向前方，然后问宝宝："红飞机飞到哪里去了？"让宝宝指指看。

换成另外一种颜色的纸飞机重复这种游戏。

爱心提示

折飞机的彩纸颜色要尽量鲜艳，对比要较强烈。

● 专家在线

尽管宝宝现在还不能完全掌握各种颜色的名称，不过在游戏中，父母可以有意识地强化宝宝对颜色的感觉。同时，游戏中宝宝的视线会追随纸飞机飞行的路线，这就有效地锻炼了宝宝的空间方位认知能力，提高了宝宝的空间智能。

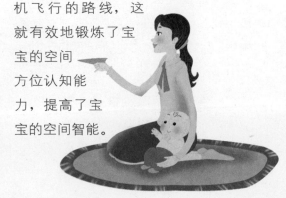

一起来看图

● 益智目标

强化宝宝对基本图形的认知，发展图形认知能力。

● 亲子互动

妈妈为宝宝准备一些色彩鲜艳、图形较大的婴儿画报，可以是图形，如彩色的大三角形，也可以是图画，如一个颜色鲜艳的苹果。

给宝宝看图，开始先看一些简单的图形、图画，如一个圆、一只小狗等，并告诉宝宝看到的是什么。

逐渐看复杂一些的画报，如景色、花草等。

● 专家在线

宝宝现在对一些基本的图形已经具有认知能力了，如圆形、方形、三角形等。游戏要强化一下宝宝对简单图形的认知能力，与其他图画一起看还能训练宝宝对各种图形、图画的辨别能力。

找爸爸，找妈妈

●益智目标

训练宝宝的空间方位感。

●亲子互动

让宝宝坐在爸爸妈妈中间，爸爸坐在左边，妈妈坐在右边。

爸爸、妈妈拉着宝宝的手，先引导宝宝看爸爸，爸爸要告诉宝宝："爸爸在宝宝的左边呢，妈妈在哪？"

此时宝宝会转过头看妈妈，妈妈再告诉宝宝："妈妈在这里，在宝宝的右边。"

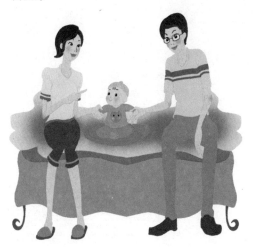

●专家在线

此时，宝宝的空间智能还需要父母的帮助，需借助父母的语气和动作来慢慢建立空间方位感。

宝宝对这个游戏腻了以后，父母还可以把宝宝在日常生活中经常会遇到的一些东西放在宝宝左右两侧，让宝宝接着辨认。

Baby & Mother

创造性思维智能

手指头，碰碰头

●益智目标

训练宝宝初步的观察推断能力。

●亲子互动

在宝宝情绪好的时候，让宝宝仰卧在床上，妈妈伸出一个手指头，给宝宝念儿歌："伸出手指头，见面碰碰头。"同时帮助宝宝伸出一个手指和妈妈的手指"碰碰头"。妈妈收回手指，再次念儿歌，"伸出手指头，见面碰碰头。"妈妈伸出一个手指头，重复游戏。

以后只要妈妈一念儿歌，并伸出手指，宝宝就会伸出自己的小手指来玩"碰碰头"。

●专家在线

游戏不仅能锻炼宝宝的手眼协调能力，更能初步锻炼宝宝的创造性思维，刺激宝宝的观察推断能力。节奏明快的儿歌也能增强宝宝对节奏感的理解。多练习几次以后，可以训练宝宝用自己的左手和右手玩"碰碰头"。

举一反三

对于婴幼儿来说，手指的活动，就是大脑的体操。活动的是手，得到锻炼的是大脑。妈妈可以拿着宝宝的手唱手指歌。如：大拇哥，二拇弟，中鼓楼，四兄弟（唱大戏），小妞妞（抓住宝宝的小手，边点着她的手指头边说）爬呀爬呀爬上山（食指从胳膊一步步点到肩膀）。

Baby & Mother

肢体协调智能

撕纸游戏 ························

● 益智目标

发展宝宝的精细动作。

● 亲子互动

妈妈给宝宝取来各种不同质地的纸，让宝宝特意撕出一些图形。

妈妈坐在宝宝的身边，不断地夸奖宝宝："宝宝撕得真好"，"哟，宝宝撕了一只小老虎出来了。"

● 专家在线

在宝宝心情愉快的情况下进行游戏，能有效提升宝宝的手部精细动作。如果宝宝的手部精细动作发展好一点的话，还可让宝宝用手指去捡地上的小纸片。

拿出来，放进去 ·············

爱心提示

空罐要选安全、透明、重量轻、宽口的，能使宝宝更有兴趣。

● 益智目标

锻炼手部操作，进一步深化手眼协调功能。

● 亲子互动

妈妈给宝宝准备一个大口空罐、玩具若干。将各种不同触觉的物品，如大积木、小皮球、牙刷等，放进空罐内。引导宝宝将东西拿出来，然后让宝宝自己放进去。宝宝在玩时，如果放不进去，妈妈不要责怪他，应对宝宝的动作加以描述，如："哎呀，丢掉啦，妈妈捡起来放进去。"

● 专家在线

6个月的宝宝不仅能习惯用5个手指抓拿东西，还会开始用手指的前半部分和拇指去捡起小东西。游戏就是锻炼宝宝的手部精细动作，帮助宝宝提高手部活动的灵活性。

交换拿玩具

●益智目标

练习宝宝手部的灵活性，提高肢体协调能力。

●亲子互动

让宝宝靠坐在床上，在他面前放几个小玩具，让宝宝先拿一个，然后再递给他一个。

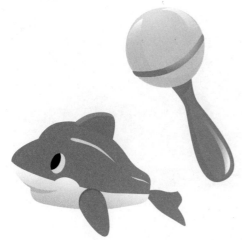

宝宝如果扔掉手中的玩具，想去拿新的时，父母要拉住宝宝的手，帮助宝宝将手中原来的玩具放入另一只手中，不让他扔掉。

反复练习，宝宝再拿新东西时，就会逐渐学会将手中的玩具换到另一只手里，而不会扔掉。

●专家在线

此时，宝宝的手更加灵巧了，他甚至能用拇指和食指捏住一些细小的东西。宝宝学会单手拿稳物品后，父母就可帮助宝宝练习双手，同时握物及将物品由一只手传至另一只手。如果宝宝做到了，父母应给他适当的赞扬和鼓励。

爱心提示

球不要过大，以宝宝双手能抱起来为宜。

抱起大球拍一拍

●益智目标

促进宝宝练习爬行，活动全身肌肉，增强身体灵活性和协调性。

●亲子互动

妈妈将大皮球从床的一边滚到另一边，引导宝宝爬过去追大球。

如果宝宝追到了大球，妈妈要鼓励宝宝拍拍大球，并玩一会儿。

再与宝宝重复游戏。

●专家在线

正常婴儿在出生几个月后，便能腹部贴地用手臂与腿的力量使身体前进，这种动作称为爬行。

当宝宝开始练习爬行时，就说明他已开始学习人生的重要课程之一，宝宝需要通过爬行来促进脑部和肢体发育，并锻炼肢体协调能力。所以妈妈要多给宝宝创设适合爬行的环境及诱因。

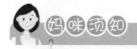

妈咪须知

一般宝宝降生6个月后就开始学习爬行了。爬行并非婴儿成长的重要里程碑，因为爬行的方式和开始学爬行的时间均有差异。有些宝宝从未爬行过，直接从坐到站，直到学会走路。而且，不同的宝宝也有不同的爬行方式，所有这些方式都是正常的。爬行是介于坐与走之间的阶段，但并非婴儿发展非经历不可的阶段。

Baby & Mother

人际关系智能

鬼脸妈妈

●益智目标

识别亲人的面部特征，增强交往智能。

●亲子互动

在宝宝精力充沛时，妈妈为宝宝模仿动物，如模仿小猫，可以对着宝宝做出猫咪的模样，并用手指表示胡子，对着宝宝说："我是小猫咪，喵呜——"

还可以模仿大老虎，做出老虎的表情，张大嘴巴，瞪大眼睛，对着宝宝说："我是大老虎！嗷呜——"

反复做各种鬼脸，逗引宝宝观看。

●专家在线

6个月的宝宝已经能识别父母的面部特征了，通过一些表情变换的游戏，能让宝宝对表情的认识更为深入，也能帮助宝宝缓解对陌生人的焦虑情绪，为他日后掌握良好的社会交往技能奠定初步的基础。

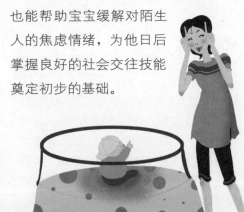

翻身游戏

●益智目标

增进宝宝与父母间的情感联系，丰富宝宝的社交经验。

●亲子互动

妈妈和宝宝一起仰卧在软垫子上，妈妈先翻身，示范给宝宝看，引导宝宝一起翻身。

帮助宝宝练习跟着节奏翻身，妈妈可以念儿歌，每念一次翻一次身，引导宝宝和自己学。

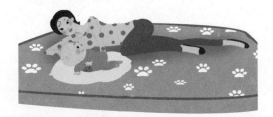

●专家在线

宝宝现在的身体活动能力大大增强了，玩翻身游戏不仅能提高宝宝的机体控制能力，同时还能提高游戏的娱乐性，让宝宝更乐于与父母一起游戏，从而增强人际交往能力。

在这个游戏中，以下两点是需要父母注意的：

一、宝宝饭后或者临近饭前都不宜做这个游戏。

二、宝宝身下的垫子不宜过软、过厚，这样宝宝翻身找不到借力点。

爱心提示

可以随机选择宝宝喜欢的儿歌，只要节奏感较强就可以。

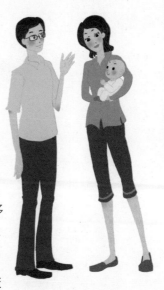

认识客人

●益智目标

帮助宝宝克服认生情绪，促进宝宝对生人的适应能力。

●亲子互动

家里来了客人，妈妈要带宝宝出来见客人。开始宝宝可能会产生不安、害怕等情绪，会躲向妈妈怀里。过了一会儿，宝宝会自己探出头来，观察客人的动静，多看几次后，宝宝才肯接受客人拿来的玩具，或者迎合客人的逗引。几天后，如果再见到这位客人，宝宝就会对着客人笑了，也愿意让客人抱。来回几次，客人便会变成熟人，宝宝也开始适应了。

●专家在线

这是因为宝宝刚面对生人时有些害羞，一般会光探头观察一会儿。针对这些情况，妈妈要尽量多带宝宝认识客人，熟悉客人，以免使宝宝失去锻炼的机会，越来越怕生人，对成长不利。

Baby & Mother

视觉记忆智能

走来走去的玩具

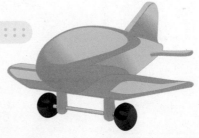

●益智目标

锻炼宝宝的观察力和注意力。

●亲子互动

给宝宝买一些电动玩具，打开玩具表演给宝宝看。当宝宝看到玩具在地面上走来走去，会高兴得手舞足蹈。

●专家在线

宝宝到了6个月时，一些会动的，有声、光或颜色的东西对宝宝最有吸引力，如电视、灯光、电动玩具、哭笑娃娃等。游戏中，走来走去的玩具一定能引起宝宝的兴趣，所以父母要让宝宝通过各种游戏多听、多看、多玩，观察注意更多的物品。

镜前游戏

● **益智目标**

锻炼宝宝的视觉，帮助宝宝认识镜中的自己。

● **亲子互动**

抱着宝宝到镜子前，让他对着镜中的人笑，并用手去摸镜中的宝宝。

看到镜中的宝宝也笑、也伸手，宝宝会伸手到镜子后面，寻找后面的人。

宝宝在镜前会十分活跃，会对着镜子蹦跳。从镜中会发现其他家人进来了，有时会把头伸向镜子，头碰上了就大声笑，或大声叫喊。

经常让宝宝在镜前活动，让宝宝通过镜子探索新奇的事物，做出不同的表情。

● **专家在线**

让宝宝多看镜子，通过多次观察，宝宝会渐渐认出镜中的自己。经常照镜子会使宝宝表情丰富，尤其当宝宝生气、啼哭时，让他看看镜中的自己，就会破涕为笑，知道哭和生气时自己的小脸变得十分难看了。

让宝宝坐在镜前做动作，如吐舌头、张大嘴、耸鼻子、眨眨眼、撅嘴等，边做边说，为以后认识五官作准备。

● 6个月（151～180天）宝宝右脑智能测评

智能	测评项目	评分		
形象思维智能	宝宝不仅喜欢各种图形，还开始喜欢各种图画，对喜欢的图画表现得很兴奋。	良好	一般	稍差
空间知觉智能	妈妈放纸飞机时，宝宝会追随飞机飞行的路线。	良好	一般	稍差
创造性思维智能	能观察妈妈的动作，并会模仿妈妈的动作。	良好	一般	稍差
肢体协调智能	妈妈在面前逗引宝宝时，宝宝会出现爬行动作。	良好	一般	稍差
人际关系智能	会躲避生人，有不熟悉的人来时会躲到妈妈怀里。	良好	一般	稍差
视觉记忆智能	宝宝喜欢照镜子，在镜子面前会做出各种表现。	良好	一般	稍差

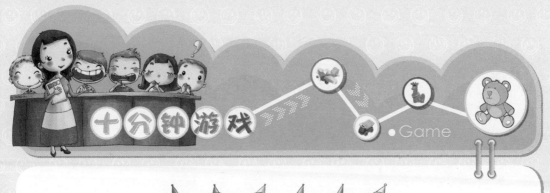

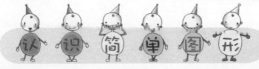

认 识 简 单 图 形

宝宝越长大，越渴望学习各项技巧。这时宝宝需要多多练习以获取经验，而爸爸妈妈也应给宝宝提供充分的练习机会。

6个月时，宝宝对一些基本的图形已经具有认知能力了，这时颜色鲜艳、线条复杂的东西对宝宝来说最具有吸引力，宝宝也最渴望认识它们。宝宝认出的图形越多，就会越开心。这时父母可以教宝宝一些以前没有接触过的新物品，告诉宝宝物品的名称和用途，充分满足宝宝的好奇心和求知欲。

● 圆形的汉堡包

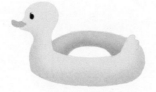

● 椭圆形的小鸭

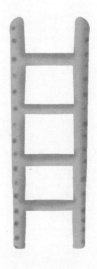

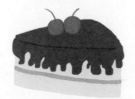

● 三角形的蛋糕

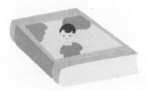

● 方形的书

● 梯形的梯子

宝宝智力开发全攻略

0~1岁是宝宝智力开发的黄金时期，如果父母想要让自己的宝宝更聪明，就一定要抓住这宝贵的时间，充分开发宝宝的潜能。对于刚刚出生的宝宝，父母们最先要做的事情就是给宝宝创造一个安全、温馨的环境，然后进行有针对性的培养。

01 宝宝认知能力的培养

*1. 视觉训练：*宝宝仰卧位，父母用红色或者颜色鲜艳的玩具在宝宝上方吸引宝宝的注意，并训练宝宝视线随着玩具的运动而运动。这个游戏能刺激宝宝的视觉发育，加强宝宝眼球运动的灵活性和协调性。

*2. 听觉训练：*父母可在宝宝周围不同方向呼唤宝宝，让宝宝寻找声音的来源。因为妈妈的声音是最能吸引宝宝的，所以，妈妈还可以常常和宝宝说话，诱发宝宝良好、积极的发音欲望。除此之外，父母还可以给宝宝听不同乐器或者玩具发出的声音，让宝宝学会分辨不同的声音。但是要注意声音不要过大，以免惊吓着宝宝。

*3. 触觉训练：*因为宝宝面颊、口唇、眉弓、手指头等处对触觉很敏感，所以父母可以用各种形状、各种质地的物品来轻轻触碰宝宝，从而让宝宝产生不同的触觉感，这有助于发展宝宝的触觉识别能力。但是不要用力过大，以免伤害宝宝柔嫩的皮肤。

*4. 味、嗅、温度等感、知觉训练：*生活是宝宝最好的老师，父母要善于利用生活中的点点滴滴给宝宝上课。比如父母可以让宝宝尝一尝糖果，闻一闻鲜花的香味，感受一下茶杯的温度，摸一摸香皂滑滑的外表等。这些均有助于宝宝感、知觉的发展。

02 习惯和生活能力的培养

*1. 培养宝宝清洁卫生的习惯：*妈妈每次哺喂完宝宝，都要帮宝宝擦干净小嘴儿。早晨起床后给宝宝洗洗脸、手，入睡前再给宝宝洗洗脸、手、脚、小屁股，然后在固定时间洗澡。父母的这种举动可以培养宝宝爱干净的好习惯。

*2. 独立能力的培养：*随着宝宝的不断成长，妈妈已经没有必要整天待在宝宝身边了。宝宝睡醒时，妈妈可让宝宝独自躺在床上活动一下四肢、四处看看。宝宝睡觉时，妈妈可以陪伴在宝宝身旁，但没有必要一同躺下。

1. 头部训练

（1）俯卧抬头：宝宝俯卧，两臂屈于胸前，父母在宝宝前面用玩具逗宝宝抬头，刚开始时间不要太长，30秒钟左右就可以。

（2）练习竖头：妈妈让宝宝坐在自己前臂上，宝宝的头背部要贴在妈妈前胸，妈妈的另一只手要抱住宝宝的胸部，保护宝宝。这种坐姿能让宝宝的视野更为宽广，周围新奇的东西能激发宝宝的兴趣，使宝宝主动竖头。

2. 身体训练

（1）转侧练习：妈妈站在宝宝头部的旁边，用宝宝感兴趣的玩具逗引宝宝转头。这个训练可以促进宝宝颈肌的灵活性和身体的协调性，为宝宝将来侧翻身作准备。刚开始的时候时间不宜过长，两分钟左右就可以。

（2）侧翻练习：宝宝满月后，妈妈就可以开始训练宝宝的侧翻动作。妈妈要先用一个玩具，吸引宝宝转头注视，然后妈妈将手放在宝宝的后背，帮助宝宝侧翻，然后左右轮流侧翻练习。这个游戏可以帮助宝宝感觉体位的变化，建议每日练习2次，每次2～3次。

3、手部动作训练

（1）手部感知练习：妈妈可在宝宝手腕上系一种颜色鲜艳的小玩具，用玩具来吸引宝宝关注自己的小手，帮助宝宝感知手的存在，体验手的动作。妈妈可以更改宝宝手腕上系的玩具，看看宝宝是否能注意到这些变化。然后将宝宝手腕上的东西卸下，让宝宝感觉一下。

（2）抓握练习：妈妈握着宝宝的小手，帮助宝宝触碰、抓握面前挂着的玩具，练习一段时间以后，妈妈就可以放开，让宝宝自己去拿面前的玩具。这个游戏能够促进宝宝眼手的协调和视觉、知觉的形成。

1. 妈妈要善于分辨宝宝的哭声，并作出回应：一般情况下，啼哭是宝宝表示不满的主要方式。如果宝宝啼哭时是紧闭双眼，用嘴巴吮吸手指，就说明宝宝饥饿或口渴了，这时妈妈应给宝宝喂奶或喂水。如果宝宝的哭声是持续不断地低声啼哭，那就说明可能是宝宝尿了，或者衣服穿得不舒服，也有可能是身体不舒服。这时妈妈应该给宝宝宽衣、更换尿布。如果宝宝是因为生病或身体不适啼哭，妈妈可抱起宝宝，或者抚摸宝宝，和宝宝说话，安慰宝宝。*2. 培养宝宝的观察能力*：妈妈可以白天带着宝宝到户外去散步，让宝宝观察一下周围的环境，并在宝宝观察的同时，告诉宝宝周围他注意到的东西的名称和用途。*3. 引导宝宝发声*：妈妈平时要多温柔地和自己的宝宝说话，利用一切机会让宝宝发出"啊啊"、"叭叭"声。当宝宝发出声音的时候，妈妈要及时给予鼓励，这可以给宝宝满足感和自豪感，加大宝宝发声的意愿。

Part
07

聪明宝宝身体发育一览表

第七个月 181~210天

宝宝长大了，已经懂得表达自己的感情了
刚刚还坐在地上独自玩耍
看见陌生的叔叔进来，就马上躲进妈妈的怀中
无论叔叔怎样哄，都不肯露出小脑袋
妈妈说宝宝不乖的时候
宝宝还会露出委屈的表情
宝宝不要怕，当你对这个新鲜的世界
越来越熟悉的时候，
脆弱和恐惧就会离你远去

● 宝宝左脑、右脑智能测评标准

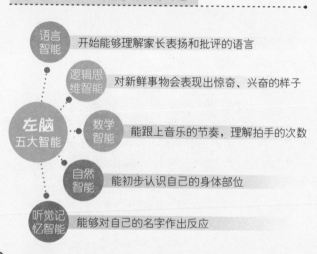

语言智能　开始能够理解家长表扬和批评的语言

逻辑思维智能　对新鲜事物会表现出惊奇、兴奋的样子

左脑五大智能

数学智能　能跟上音乐的节奏，理解拍手的次数

自然智能　能初步认识自己的身体部位

听觉记忆智能　能够对自己的名字作出反应

Baby & mother
本月训练重点

训练宝宝能够连续翻滚，练习匍匐爬行。
扩大语言范围，能重复大人发出的简单音节。
手部动作更加精细，自己会拿饼干吃，会用单手抓玩具，学会传手。
练习坐稳。

形象思维智能　能将简单的不同颜色和形状的积木分类

空间知觉智能　会主动寻找消失的物品

创造性思维智能　喜欢玩盖盖子游戏

右脑六大智能

肢体协调智能　能连续翻身打滚，匍行

人际关系智能　喜欢做游戏，对熟悉的人会报以微笑

视觉记忆智能　对红色更感兴趣

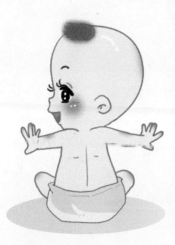

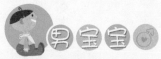

身高	平均 68.6 厘米（64.0 ～ 73.2 厘米）
体重	平均 8.48 千克（6.66 ～ 10.3 千克）
头围	平均 44.1 厘米（41.5 ～ 46.7 厘米）
胸围	平均 43.9 厘米（39.7 ～ 48.1 厘米）
前囟	平均 1×2.4 厘米
牙齿	平均 0 ～ 2 颗

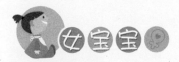

身高	平均 67.0 厘米（62.4 ～ 71.6 厘米）
体重	平均 7.84 千克（6.16 ～ 9.52 千克）
头围	平均 43.0 厘米（40.4 ～ 45.6 厘米）
胸围	平均 42.9 厘米（38.9 ～ 46.9 厘米）
前囟	平均 1×2 厘米
牙齿	平均 0 ～ 2 颗

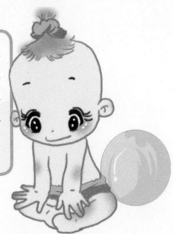

您的宝宝的身体发育记录

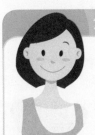

第181天身高	（厘米）	第181天胸围	（厘米）
第181天体重	（千克）	第181天前囟	（厘米）
第181天头围	（厘米）	第181天牙齿	（颗）

左脑开发

第七个月 (181~210天)

训练室

>>>

7个月的宝宝，已经能听懂父母对他表示赞扬或批评的语言，并能逐渐自己用手势表示语言；能认识2~3种事物，而且学习认识新事物也逐渐快起来；能跟着父母哼唱的儿歌节奏做动作，体现出一定的数学概念；能够分辨出自己的声音，并能改变声调。本月，父母应多给宝宝提供游戏机会，并多带宝宝参加户外活动，能丰富宝宝的左脑。

Baby & Mother

语言智能

宝宝不许

● **益智目标**

引导宝宝懂得"不"的概念，提高语言理解能力。

● **亲子互动**

吃饭时，妈妈端来一碗热粥。妈妈对着宝宝做动作，在宝宝面前摇手，并说："粥烫，宝宝不能动。"如果宝宝不懂，还要动，妈妈要拉住宝宝的手，让宝宝的小手轻轻摸一下碗，让宝宝感觉到烫，然后再对宝宝说："宝宝摸了吧？烫吧？不摸！"几次后，再和宝宝说"烫"时，宝宝就不再伸手了。

● **专家在线**

宝宝自5个月大起就能看懂父母的表情，知道父母是生气还是高兴。这个月他更进步了，能理解简单词汇而抑制自己的行动，约束自己的行为，懂得了"不许"的概念。宝宝也能逐渐理解父母的心情，如果做对了会得到妈妈的拥抱、亲吻等，会理解自己所做的符合父母的心愿。

● 语言智能
● 逻辑思维智能
● 数学智能
● 自然智能
● 听觉记忆智能

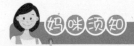

妈咪须知 >>>

如果宝宝不怎么发声，妈妈要多给宝宝一些鼓励，此时不妨倒过来模仿宝宝的声音，会让宝宝受到鼓舞，更勇敢地发声。如果孩子仅发单调的音，也不要担心，因为这只是口语前期的"语言"，等他真正会说话时，才不会发这些无聊的音呢！

打电话

● 益智目标

促进语言智慧的发展。

● 亲子互动

妈妈准备两个玩具电话，然后拿起玩具电话，对着电话说："喂喂，是宝宝吗？"

然后妈妈帮助宝宝拿起电话放在耳旁，让宝宝与妈妈"对话"。

● 专家在线

在学会说话前，宝宝"说话"的兴致也是很高的，正是这个阶段的"听"和"说"，才促进了宝宝以后真正的"听"、"说"能力。

打电话游戏既可调动宝宝对语言的积极性，促进宝宝语言的发展，又能帮助宝宝认识一种与人交流的形式，对宝宝交往智慧的发展也很重要。

爱心提示

在"电话"中，要注意调动宝宝"说"的热情，尽量重复宝宝"咿咿呀呀"的语言。

美丽的瓜果蔬菜 ········

● 益智目标

发展宝宝的语言能力。

● 亲子互动

妈妈准备一些蔬菜瓜果的卡片，让宝宝随意抓拿。

妈妈根据宝宝抓拿的卡片，用自问自答的方式读给宝宝，如："这是苹果吗？"答："哦，是的，是苹果。"

如此反复进行这类游戏。

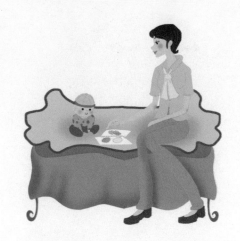

● 专家在线

7个月的宝宝已经能理解一些词义了，如吃、拿、香等。父母说话时，宝宝会努力看着你的面容、口形，随之也会模仿，但只是口舌动，还发不好音。但模仿多了，也会"冒话"，因此父母说话时要尽力让宝宝看清口形，有意引导他模仿。父母也可以拿一些实物来教宝宝，比如拿一根香蕉，告诉宝宝这是香蕉，然后让宝宝尝一尝味道。

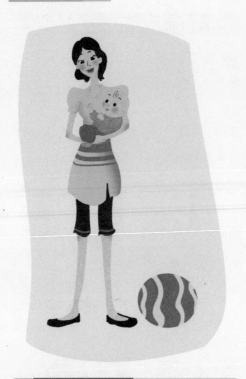

 Baby & Mother

逻辑思维智能

汽车快，宝宝慢

● 益智目标

培养宝宝初步的对比能力。

● 亲子互动

妈妈为宝宝准备一个电动小汽车，然后在客厅里和宝宝一起做游戏。

发动小汽车，让小汽车跑起来，然后引导宝宝追视；妈妈也可以抱着宝宝去追小汽车，并对宝宝说："汽车比宝宝跑得快哦！"、"宝宝比汽车跑得慢！"

反复游戏几次，让宝宝逐渐明白快和慢的概念。

● 专家在线

随着宝宝视力的发育，宝宝已经能逐渐学会追视不同速度的物体，并通过自己的感受来区分物体移动速度的快慢了。妈妈也可以带宝宝上街，当看到汽车从身边开过时，妈妈假装抱着宝宝追两步，

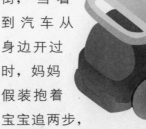

然后对宝宝说："汽车比宝宝跑得快哦！宝宝追不上汽车。"

宝宝也会逐渐通过类似的游戏提高对比能力，加强逻辑思维。

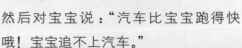

叫"父母"

● 益智目标

训练宝宝的说话能力。

● 亲子互动

当孩子无意识发出"baba"或"mama"的音时，父母应有意识地给宝宝重复发音，说"爸爸"、"妈妈"，让宝宝看着口型跟着学。久而久之，宝宝逐渐就会清楚准确地说"爸爸"、"妈妈"了。

● 专家在线

婴儿从 5 个月龄开始就会无意识地发出"baba、mama"的重叠音来，经过几个月的训练，从现在起就应让他机械摹仿，有所指地叫出"爸爸、妈妈"来。但父母也不要性急，持之以恒，宝宝会早日说话的。

会传手的宝宝

● 益智目标

训练宝宝的分析判断能力，并提高手的操作技巧。

● 亲子互动

递给宝宝两个小玩具，让宝宝一手拿一个玩具玩耍。妈妈再拿来一个玩具放在宝宝面前，引导宝宝对这个玩具产生兴趣，看宝宝怎样拿第二个玩具。

开始时，宝宝可能会扔掉其中一个玩具去拿第三个。妈妈可坚持逗引宝宝几次，直到宝宝能将其中一个玩具递到另一只手再拿第三个为止。但开始时宝宝可能会扔掉其中一个去拿第三个，或者用一只手将两个玩具抱在怀里，然后用一只手去拿第三个。

● 专家在线

爱心提示

经过练习，宝宝要再拿东西时，就会先传手再去拿，这时父母一定要表扬他，使宝宝更有兴趣巩固这种本领。

7个月左右的宝宝，当手中有玩具时，父母再拿第三个玩具逗引他，他也会想拿第三个。对此，父母要不断示范，将一只手打开，把两个玩具放到打开的手里，然后再用另一只手去接第三个玩具，帮助宝宝学会传手，从而提高宝宝的判断能力和手的操作技巧。

体验阻力

● 益智目标

让宝宝通过游戏感受空气的阻力，提高判断推理能力。

● 亲子互动

妈妈在宝宝面前放一块积木、一张纸片和一片羽毛，让宝宝分别扔出去。

宝宝会发现，积木是重重地落在地上，纸片是漂移一阵才落下，而羽毛会在空中漂浮很长时间。

反复游戏，让宝宝体验。

● 专家在线

让宝宝从小积累关于空气阻力的体验，可为其从理论上理解这些物体的概念打下潜意识的基础。更重要的是，游戏能激发宝宝探索周围世界的兴趣，提高逻辑思维能力，促进智力发展。

数学智能

感觉轻重

● 益智目标

训练宝宝感知物体的轻重。

● 亲子互动

妈妈拿出 15 个算盘珠，5 个穿一串，10 个穿一串。

把穿好的 10 个算盘珠放在宝宝手里，让宝宝提一提，然后告诉宝宝："这是重的。"

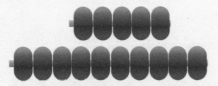

然后再把穿好的 5 个算盘珠放在宝宝手里，再让宝宝提一提，告诉宝宝："这是轻的。"

● 专家在线

虽然宝宝现在还不能理解轻重的概念，但他们能通过触觉感知，感觉到物体的轻重。

如果妈妈能给宝宝很好的语言引导，宝宝就会逐渐有轻重的概念，并能通过不同的游戏积累物体不同轻重的感性经验。

举一反三

妈妈也可以缝两个小布袋，一个布袋中装上稍重的东西（如沙子），一个布袋中装较轻的东西（如纸片），然后让宝宝提一提，感受轻重。

儿歌中的数学

● 益智目标

训练宝宝对数字递增的概念。

● 亲子互动

妈妈和宝宝面对面坐好，然后妈妈一边念儿歌一边做动作："小手拍拍，啪！小手拍拍，啪啪！小手拍拍，啪啪啪！"

这样反复几次，引起宝宝的兴趣，然后妈妈再握住宝宝的手，边念儿歌边拍手，让宝宝逐渐领会递增的概念。

● 专家在线

游戏中，宝宝会被节奏明快的儿歌所吸引，并通过对儿歌的兴趣感知数字的递增，从而初步理解数学的概念。

宝宝理解 "1"

● 益智目标

帮助宝宝初步理解 "1" 的概念。

● 亲子互动

妈妈和宝宝一起游戏时，先拿起一块积木递给宝宝，然后伸出一根手指，代表 "1" 个。重复几次后，妈妈再伸出一根手指，让宝宝去拿积木，看宝宝能否拿对。如果宝宝拿对了，妈妈要及时给予宝宝鼓励。

● 专家在线

多次和宝宝进行此游戏，宝宝会逐渐理解一根手指代表 "1" 的概念，并逐渐产生数字意识，从而开始初步学习数学。

Baby & Mother

自然智能

指认小猫和小狗

●益智目标

帮助宝宝认识一些小动物，丰富自然知识。

●亲子互动

为宝宝准备一些小动物的图片，然后找出小猫和小狗的图片教宝宝认。

抱着宝宝到图片旁边问他："小猫咪在哪里？"让宝宝用眼睛找，用手指，并模仿"喵喵"的叫声。然后再让宝宝找到小狗在哪里，并模仿小狗"汪汪"的叫声，也可以让宝宝认其他的小动物。

●专家在线

让孩子接触动物、观察动物，这对培养孩子的自然智能很关键。此时的宝宝非常喜欢动物，如果家中有动物玩具，宝宝也会逐渐认识，并能接受各种动物的图像。通过游戏，宝宝会加深对各种动物的认识，逐渐了解到更多的自然知识。

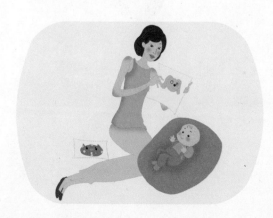

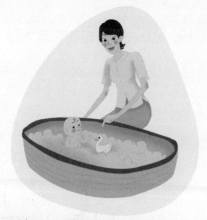

水鸭子，嘎嘎嘎

●益智目标

训练宝宝的自然感知能力。

●亲子互动

在一个大浴盆中装满35℃～36℃的温水，将宝宝放在浴盆中，水漫至宝宝的胸前。

给宝宝准备一个充气鸭子，让宝宝在水中拍打嬉戏，妈妈可以一边和宝宝玩，一边念儿歌："水鸭子，叫嘎嘎；嘎嘎叫，找妈妈。一找找到池塘边，妈妈就在水里哪！"

爱心提示

注意玩水时间不要太长，一般5～10分钟即可，以免宝宝着凉。

●专家在线

让宝宝玩水，感受水的存在，也是训练自然智能的好方法。水是自然界的一部分，而且宝宝最早也是在母亲子宫的羊水中生长的，对水会有一种特殊的感情。让宝宝玩水，能让宝宝通过自己的皮肤感觉到不同的水温，了解水的物性，提高自然智慧。

认识第一个身体部位

●益智目标

训练宝宝认识自己的身体部位，为以后认识其他身体部位打基础。

●亲子互动

妈妈先为宝宝准备一些动物玩具，然后和宝宝一起玩。

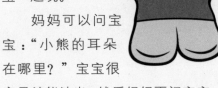

妈妈可以问宝宝："小熊的耳朵在哪里？"宝宝很容易就能认出。然后妈妈再问宝宝："宝宝的耳朵在哪里？"

如果宝宝能伸手摸自己的耳朵，妈妈要微笑点头给予鼓励；如果宝宝不知道，妈妈要握着宝宝的小手，帮助宝宝摸到自己的耳朵。

妈妈也可以将宝宝抱到镜子前，让宝宝看着镜子中的自己，摸到自己的耳朵。

●专家在线

很多宝宝在5个月就开始能认物了，到了6个月后，基本已经能认识2～3种事物了。父母要逐渐观察宝宝喜欢自己的哪个部位，然后耐心帮助宝宝逐渐认识它们。这不仅能帮助宝宝认识更多的事物，更能让宝宝熟悉自己的身体部位，从而丰富自然认知能力。需要注意的是，父母不要把自己的想法强加在宝宝身上。

用声音表示大小便

●益智目标

训练宝宝在需要排泄时能主动发出声音。

●亲子互动

妈妈每次在把持宝宝大小便时，都应发出声音。比如把持宝宝小便时，要说："宝宝嘘嘘了。"在把持宝宝大便时，要说"唔唔"。

宝宝听惯以后，当要小便时，就会自己发出"嘘嘘"的声音；如果想大便，也会逐渐发出"唔唔"的声音。

●专家在线

经过把持训练的宝宝，能很早就用声音和动作表示排泄。一般来说，学会发辅音后，7个月大小的宝宝都能发出表示大小便的两个辅音。当然，如果宝宝还不会这样做，父母也不必担心，可以每次在要把持宝宝前有意识地用声音训练宝宝。多重复几次后，宝宝也能学会。

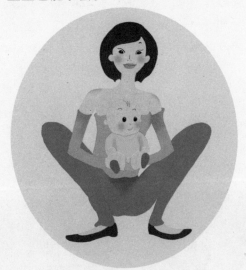

Baby & Mother

听觉记忆智能

叫宝宝的名字

● 益智目标

让宝宝通过听别人叫自己的名字认识自己，并提高听觉能力。

● 亲子互动

父母在和宝宝玩游戏时，不妨经常叫宝宝的名字；或者在给宝宝看镜子中的自己时，指着镜子中的宝宝对他说："这是××"，并大声说出宝宝的名字。让宝宝知道这个名字和自己的关系。

● 专家在线

当宝宝对语音有了知觉后，父母就应该尽量叫宝宝的名字，让宝宝明确自己与名字之间的关系。渐渐地，当宝宝听到有人叫他时，就会扭动自己的身体转向叫他的人。这个游戏既锻炼了宝宝的听力，又增强了他的自我认知能力，在宝宝转身的时候还锻炼了他的身体协调能力。

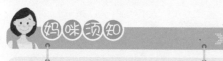

妈咪须知

7个月的宝宝听觉有了更进一步的发展。由于听觉神经和语言发音器官的共同作用，宝宝不仅能分辨出自己的声音，还能变换声调。另外，宝宝的听觉与动作也具有了连贯性。例如，6个月的宝宝听到一个声音在他的左耳上方出现时，他会先将头转向左侧，然后再抬头；而7个月的宝宝听到声音后，转头的动作是连续的。

听音乐敲打节拍

● 益智目标

训练宝宝的听觉，同时提升音乐智能。

● 亲子互动

给宝宝放音乐，并让宝宝自己拿着小棍子、盒子之类的硬东西。

当宝宝听音乐时，妈妈要鼓励他用手中的东西随着节拍敲打，试图同音乐一起伴奏。

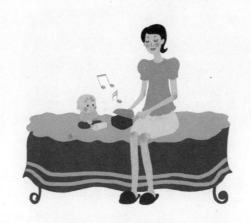

宝宝敲打的节拍可能不准确，妈妈可以在旁边拍手指挥，让宝宝敲打得渐渐合拍。

● 专家在线

七八个月的婴儿很喜欢摇晃和敲击玩具，使之发出声音。各种玩具发出的声音明显不同，宝宝很乐意探究其中的差别，由此逐渐提高对各种声音的分辨能力。做游戏时要确保所有的盖子都拧得很紧，以免宝宝吞下容器内的东西。

爸爸回来了

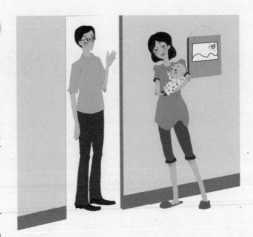

● **益智目标**

训练宝宝听懂"回来"、"出去"等概念。

● **亲子互动**

在爸爸每天上班时，妈妈可以对宝宝说："爸爸出去了，爸爸去上班了。"并让宝宝和爸爸再见。

爸爸下班回来时，妈妈要和宝宝一起迎接爸爸，并对宝宝说："爸爸下班回来了。"让宝宝和爸爸打招呼。

如果爷爷奶奶也在，平时爷爷奶奶外出或回来时，也可以告诉宝宝"爷爷进来了"、"奶奶出去了"等，帮助宝宝逐渐听懂"出去"、"进来"等概念。

● **专家在线**

宝宝在懂得"门"的概念后，就会逐渐理解"回来"、"出去"等概念。宝宝喜欢家人的声音，也喜欢家人回来。家人可以通过这些活动，帮助宝宝体会各种语言和声音代表的含义，不仅能锻炼宝宝的听觉能力，更能提高宝宝的语言理解能力。

● 7月（181～210天）宝宝左脑智能测评

智能	测评项目	评分		
语言智能	能理解"不许"这一概念，理解父母表扬和批评的语言。	良好	一般	稍差
逻辑思维智能	学会传手拿东西，学着去理解"轻"和"重"的东西。	良好	一般	稍差
数学智能	当妈妈边唱儿歌边拍手时，能跟上节奏，逐渐理解拍手的次数。	良好	一般	稍差
自然智能	能初步认识自己的身体部位，并能通过声音、动作等让父母来把持大小便。	良好	一般	稍差
听觉记忆智能	叫宝宝名字时，宝宝会转头寻找发出声音的地方。	良好	一般	稍差

右脑开发

训练室

>>>

7个月的宝宝，对不同形状的物体开始表现出兴趣，并喜欢制造出各种声音，比如用积木对敲，并乐此不疲，抓握能力很好，不但能抓稳，还能将东西弄出声音，手和眼也有了准确的配合，看到小物品会伸手去动；能连续翻身，并能逐渐用手势表示语言；但还是有些害怕陌生人，对此，父母应通过各种游戏帮助宝宝学会适应人多的环境。同时，还要多训练宝宝翻身、坐稳等，帮助宝宝平衡身体。

➡ Baby & Mother

形象思维智能

各异的积木 ....

● 益智目标

训练宝宝的图形认知能力。

● 亲子互动

妈妈准备形状各异、色泽鲜艳的积木，然后将积木给宝宝。

宝宝看到积木后会用手抓握、倒手或对敲。妈妈在旁边指导宝宝，告诉宝宝拿起的积木是什么颜色、什么形状。通过分析手中的积木形状，然后再找积木形状轮上的洞穴的形状，一一对应放进去。

● 专家在线

用图形代替语言来训练宝宝的形象思维，是个非常好的方法。对孩子讲解问题时，要多利用图形来讲述，易于理解。宝宝从4个月起，就逐步有了色彩和立体感，通过上面的游戏，能促进宝宝对各种形状和颜色的认知能力。

- ● 形象思维智能
- ● 空间知觉智能
- ● 创造性思维智能
- ● 肢体协调智能
- ● 人际关系智能
- ● 视觉记忆智能

五彩棋布

●益智目标

提升宝宝对物体色彩和外部轮廓的分辨力。

●亲子互动

父母选择黑白相间、内设各色图形的五彩棋布，让宝宝观看。不仅让宝宝看黑白方格，还要让宝宝看中间各种颜色和形状的图案，如红色的五角星、黄色的三角形、蓝色的圆形等，让宝宝在游戏中逐渐认识色彩和物体内部的细微轮廓。

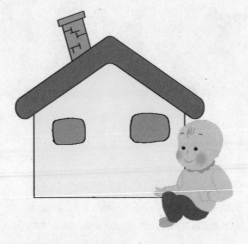

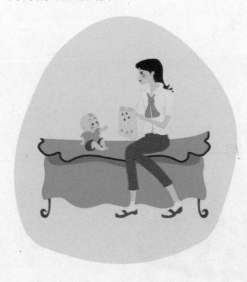

●专家在线

这个时期婴儿的视觉范围越来越广，形象思维也逐渐增强，能看到小物体，区别简单的几何图形，观察物体的不同形状，甚至开始出现视觉深度感觉，这实际上是一种形象认知能力。经过上述游戏，宝宝的视觉会愈来愈好，并开始有色彩和形状感觉，形态认知能力也会明显提高。

美丽的家

●益智目标

促进宝宝的形态认知能力，提升思维，开发右脑。

●亲子互动

妈妈可以用废旧的包装盒制成小房子，并准备卡通图章、粘纸若干，并在小房子的两边分别挖个洞做窗户。

与宝宝一起玩装扮小房子的游戏，引导宝宝在小房子上盖图章、贴粘纸，让小房子变得更美丽。

引导宝宝抱着玩具娃娃来参观小房子，并和父母一起玩过家家的游戏。

●专家在线

宝宝现在已经能够分辨物体的外部轮廓和特征了，具备了一定的形象思维能力。游戏中，由于图形具有鲜明的轮廓，加上家长的反复引导，能有效地提升宝宝对物体轮廓的认知能力。

空间知觉智能

小车过山河

● **益智目标**

训练宝宝的空间知觉及对物体恒存概念的理解。

● **亲子互动**

妈妈准备书面纸和小玩具车。

将大张书面纸卷成纸筒，在
宝宝面前将玩具车由纸筒一端推
入，这时宝宝会想找出被藏起来的小车。妈妈再慢慢将纸筒倾斜，让小车滑下来，
让宝宝看到。

开始可先由妈妈做示范，待宝宝熟悉游戏后，可改让宝宝自己操作。

● **专家在线**

宝宝在游戏中发现自己的玩具不见了，会做出寻找的反应，这表示他对周
围的事物有反应。上述游戏能锻炼宝宝的空间感知能力，逐渐提升空间智慧。

膝盖舞蹈

● **益智目标**

帮助宝宝感受空间移动。

● **亲子互动**

妈妈抱着宝宝坐在椅子上，让宝宝坐在妈
妈的膝盖上。

妈妈扶住宝宝，轻轻地重复抬起脚跟再放
下，带动膝盖上下移动，宝宝也会随之颠起。
妈妈慢慢向左移动膝盖，让宝宝的身体也向左倾
斜；再慢慢向右移动膝盖，让宝宝的身体跟着向
右倾斜，并对宝宝说："左摇摇，右摇摇，我的宝宝
高兴了。"恢复到游戏的初始姿态，让宝宝坐直身体。

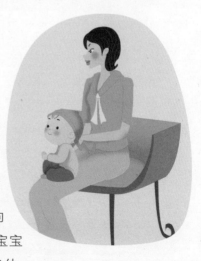

● **专家在线**

这个游戏可以让宝宝感受空间方位的变换，促进身体空间知觉的发展。

Baby & Mother

创造性思维智能

找妈妈

●益智目标

培养宝宝的分析判断能力，并让宝宝在游戏中感受喜悦。

●亲子互动

妈妈和宝宝面对面坐好，然后妈妈用双手遮住脸，说："看不见，看不见"，然后将手放下露出脸来，宝宝一定会开心得手舞足蹈。

妈妈还可以在游戏中增加点新鲜感，比如原来用来遮脸的双手，打开后可以放在头顶做成兔子耳朵的模样，说："小兔子来啦！"或伸出食指变成牛角，并触摸宝宝的痒痒处。

妈妈还可以用纸板做成面具，画上动物的头像，如小猴子、小松鼠等，然后戴在脸上，让宝宝来找妈妈。

●专家在线

培养宝宝的创造力，是开发右脑的方法之一。通过一些以拼插、组装、游戏等活动形式为主的益智类玩具，让宝宝自己识图，以后还可按照图示组装，这就是创造性活动，同时也是启发宝宝进行右脑思维的一种形式。游戏中，妈妈通过遮住脸，让宝宝来分析判断自己在哪里；还可用纸板面具逗引宝宝，让宝宝识图来找妈妈。这些游戏都能提升宝宝推断、分析规律的能力。

认物与找物

●益智目标

理解语言，认识物品，训练记忆力和解决简单问题的能力。

●亲子互动

准备一个大一些的纸箱或塑料桶，内装 10 个大小不同、形状不一的乒乓球、小圆盒、小娃娃等。把宝宝熟悉的几件玩具放在他面前，先说出玩具的名称，再拿起来给宝宝看或摸，然后放进一个小盒子里。放完后，再边说边把玩具一件件从盒子里拿出来。从中挑出几件，隔一定距离放在宝宝面前，说出其中一件的名称，看他是否看或抓这件玩具。当面把一件玩具藏在枕头底下，并露出小部分，引导他用眼睛寻找或用手取出。

●专家在线

多次游戏后宝宝就会明白，看不见的玩具并没有消失而是在别的地方，他会逐渐寻找消失的东西，这有助于宝宝建立客体恒存的概念，而且提升宝宝的好奇心、主动探索和解决问题的潜能。

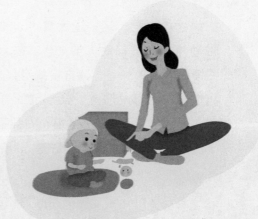

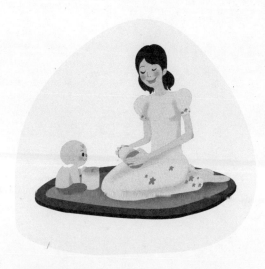

肢体协调智能

倒倒捡捡

●益智目标

发展手眼协调和动作的灵活性。

●亲子互动

妈妈准备一个篮子和几块小积木，将手中的篮子边晃边对宝宝说："宝宝，我们来玩游戏啦！"然后将篮子中的积木倒在宝宝面前，再一块块捡到篮子里。将篮子放在宝宝面前，鼓励宝宝将积木从篮子中倒出来，再将积木捡到篮子里。

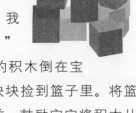

●专家在线

抓握能力的发展，代表着宝宝的手部运动能力大幅度提升，手眼协调得也越来越好，这时父母更应该对宝宝进行训练，练习他的手的操作技巧及与全身运动的协调能力。如果发现宝宝在握东西的时候还是大把抓，父母就应该引导宝宝用"对握法"握东西。

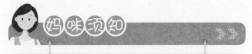

妈咪须知

宝宝在6个月时开始长牙。现在正处在乳牙萌发的时候，宝宝可能会有一些异常的表现，比如哭闹、口涎增多、喜欢咬手指和硬的东西等，有的还会出现低热、轻度腹泻、局部牙龈出血、肿大。一般来说，这种现象持续三四天，乳牙就能穿破牙龈萌出了。

炊事宝宝

●益智目标

训练宝宝的组合、推断能力。

●亲子互动

宝宝喜欢玩锅碗瓢盆，妈妈可教他如何给锅或瓶子盖盖子。

宝宝在妈妈的帮助下盖好一个盖子后，可再给他另一个不同大小的盖子，看宝宝是否知道盖子应盖在哪。

妈妈还可以把小玩具或零食放在锅中，以便宝宝掀开盖子时能得到一个惊喜。

●专家在线

宝宝现在开始对一些安装类的游戏产生兴趣，并乐此不疲，这是宝宝的好奇心开始发展的表现。在做游戏的过程中，宝宝能因为自己盖好盖子，或在锅中发现自己的玩具而兴奋不已，父母应多创设类似的游戏来提升宝宝的创造性思维，同时还能让宝宝保持愉快的情绪。

拉绳取物

●益智目标

发展宝宝手眼协调及用手抓、拉的动作，促进身体运动的协调性。

●亲子互动

妈妈抱着宝宝坐在桌边，桌上放一根系有玩具的绳子，绳子另一端放在宝宝能摸到的地方，然后引导宝宝伸手拉绳。

宝宝拉到绳后，要教他朝自己的方向拉，直到拿到玩具为止。

反复练习，当宝宝熟练拉绳后，可在桌上再放一根没有玩具的绳，让宝宝去辨别拉哪一根绳才能拿到玩具。

●专家在线

7个月的宝宝，手指更加灵巧，能进行抓、拉、推等动作，这些动作水平的提升，都将训练宝宝身体运动的整体协调性，让肢体协调智能发展更迅速。

翻身打滚

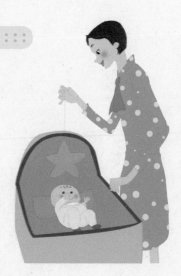

●益智目标

学习打滚，促进宝宝左右翻身和连续翻身。

●亲子互动

让宝宝仰卧在干净的地毯或床上，妈妈拿着一个玩具逗引宝宝向左、右两侧分别翻身。

让宝宝躺在床的一边，在床的另一边放上宝宝喜欢的玩具，在宝宝与玩具之间放一个枕头，引导宝宝通过枕头翻身取玩具。如果宝宝翻不过身，妈妈可以帮他一下。

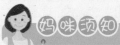

随着宝宝逐渐长大，妈妈应逐渐引导他使用杯子和碗，一则可以训练宝宝的手部能力，二则让宝宝从吃奶向吃饭转变。妈妈开始在杯里、碗里加少许水或食物，让他用手抓碗里的食物吃。等宝宝逐渐熟练了，就可以自己用杯子喝水。为让宝宝学会使用杯子，不妨经常更换杯子的颜色，让宝宝感兴趣。

●专家在线

宝宝对周围的环境充满好奇，在学会爬之前，会采取其他移动身体的方法，如翻身打滚等，父母应多给予宝宝鼓励和帮助，让宝宝尽快学会爬行。宝宝学会爬，可认识很多要拿和要看的东西，这对宝宝脊柱的发育及全身协调能力都大有促进作用，为以后学走打下良好基础。

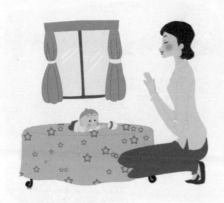

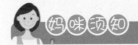

宝宝学爬时，开始看着像爬，其实是往后退，再过一段时间就不往后退了，但还不会向前爬，而是转，然后才会向前爬。如果七八个月时赶上冬天，因宝宝穿得较多，学爬可能会慢些。

⇒ Baby & Mother

人际关系智能

⛄ 爬去取球 ·········

●**益智目标**

发展眼、手、脚协调动作的能力，促进全身肌肉活动的发展。

●**亲子互动**

让宝宝俯卧在床上，在他前面放一个小球，逗引宝宝向前爬行。

在宝宝跃跃欲试移动身体时，鼓励他说："小球在前面，宝宝爬过去拿小球。"

同时用两手掌顶住宝宝的左、右脚掌，用力向前交替推动，使宝宝的脚借助推力蹬着向前移动身体，爬过去取球。反复练习，帮助宝宝独立爬行。

●**专家在线**

爬行是让孩子能较好移动身体位置的第一步，在孩子爬出一两步后，他会非常高兴，这种欢快的情绪和全身运动对宝宝的健康大有好处。不过，爬行是比较难学的动作，父母必须耐心训练，宝宝才能突破难关。宝宝刚学时，只会后退或以腹部为中心转圈爬。经训练后，才会向前爬行。

⛄ 顶鼻子游戏 ·········

●**益智目标**

促进宝宝的交往智慧。

●**亲子互动**

妈妈抱着宝宝，与宝宝视线相对，问宝宝："宝宝的小鼻子在哪啊？"

用手指点宝宝的小鼻子，说："宝宝的鼻子在这里。"然后再问宝宝："妈妈的鼻子在哪啊？"

拿起宝宝的小手点妈妈的鼻子，说："妈妈的鼻子在这里！"

靠近宝宝，轻轻和宝宝顶鼻子，并发出"呜呜呜"的声音，引起宝宝的兴趣。

●**专家在线**

游戏不仅能帮助宝宝熟悉语言，提高对语言的敏感性，更重要的是能增进宝宝与亲人间的感情，促进宝宝与人交往的能力。

懂礼貌的宝宝

●益智目标

促进宝宝与人交流的能力，同时提升语言理解力。

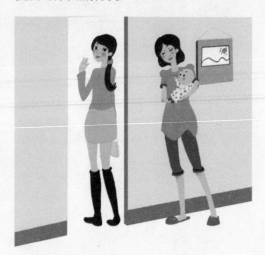

●亲子互动

阿姨递给宝宝一件他喜欢的玩具，当宝宝伸手拿时，妈妈在一旁说："谢谢。"并点点头或做鞠躬的动作，同时逗引宝宝模仿妈妈的动作。如果宝宝按要求做了，要亲亲宝宝表示鼓励。

●专家在线

这个时期，宝宝能用一些呀呀的话语问候别人，并能把欢快的声音与微笑、愤怒的声音与愁眉苦脸联系起来，通过听、看等方式丰富自己的交往经验。经常在特定场合与宝宝说"谢谢"、"您好"、"再见"等礼貌用语，久而久之宝宝就能记住这些语言，并逐渐理解。

爱心提示

一周只教一组礼貌用语，等该组语言完全被宝宝掌握后，再考虑教另一组。

Baby & Mother

视觉记忆智能

天女散花

●益智目标

训练宝宝的颜色识别能力。

●亲子互动

将几张彩纸剪碎放入盒中，放入广口瓶中。让宝宝坐在地板上，将装有"彩色雪花"的盒子放在宝宝面前。

妈妈抓起一些"雪花"，手心向下，慢慢松开手掌，让"雪花"飘落下来。

鼓励宝宝也抓一把"雪花"，然后松手让"雪花"飘落。

反复引导宝宝玩这个游戏。

●专家在线

7个月的宝宝可以辨认比以前更多的颜色，包括红、黄、蓝、绿等多种颜色，不过宝宝仍然比较偏爱红色。游戏中父母也会发现，宝宝对红色的"雪花"表现出更多的兴趣。游戏不仅能帮助宝宝学习观察，还能激发好奇心，活动双手。

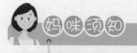
妈咪须知

7个月的宝宝，心理活动已经比较复杂了，面部表情就像一幅多彩的图画，会表现出内心活动。高兴时会眉开眼笑，手舞足蹈，咿呀作语；不高兴时会又哭又闹。他能听懂严厉和亲切的声音，当熟悉的亲人离开他时，会表现出害怕的表情。

手指玩偶

爱心提示

指偶颜色可随机调换，但颜色要鲜艳；指偶运动速度要缓慢，以吸引宝宝的注意力。

● 益智目标

促进宝宝的视觉发展，同时提高语言理解能力。

● 亲子互动

妈妈用干净的布头分别做红色和绿色的手指玩偶各一个。

分别将两个玩偶套在两个手指上，然后屈伸戴着指偶的手指，给宝宝行礼。

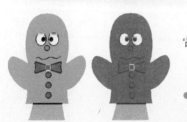

妈妈可以边用手指给宝宝行礼，边念儿歌，配合指偶表演简单动作，引起宝宝的兴趣。

将指偶套在宝宝的手指上，逗引宝宝来做动作。

● 专家在线

这个时期，宝宝的观察能力很强，小小的指偶能吸引宝宝进行观察模仿。而且，通过指偶的表演，还能丰富宝宝的语言智慧。

宝宝会模仿父母屈伸戴着指偶的手指，可能刚开始动作不太灵活，也可能弯曲了别的手指，这就需要父母在一旁指导，并勤加练习。这些动作7个月的宝宝就能做到。

● 7个月（181～210天）宝宝右脑智能测评

智能	测评项目	评分		
形象思维智能	能将简单的不同颜色和形状的积木分类。	良好	一般	稍差
空间知觉智能	将玩具推入纸筒后，宝宝会在纸筒边寻找玩具。	良好	一般	稍差
创造性思维智能	喜欢玩盖盖子游戏，并自己尝试着给瓶子盖不同的盖子。	良好	一般	稍差
肢体协调智能	能连续翻身打滚，能匍行；手里拿一块积木时，再给他一个，会用另一只手来接。	良好	一般	稍差
人际关系智能	喜欢和家人做游戏，对熟悉的客人也会微笑，表示出欢迎的样子。	良好	一般	稍差
视觉记忆智能	扔各种颜色的纸屑时，对红色的纸屑更感兴趣。	良好	一般	稍差

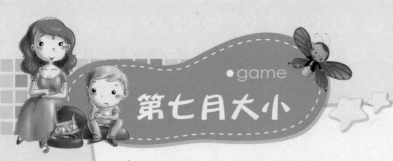
听声认图

　　7个月大的宝宝视觉范围越来越广，不仅能区别简单的几何图形，还能观察物体的不同形状，而且特别喜欢用视线来追踪眼前的物体，听觉也有了进一步的发展。妈妈可选一些色彩鲜艳、故事情节简单的图片念给宝宝听，让宝宝慢慢亲近图画书。这个游戏是妈妈将图片上的声音模仿出来，并将相应的图片指给宝宝看。重复几次之后，妈妈就只发出声音，然后让宝宝伸手去指。这个游戏能锻炼宝宝的视觉敏锐性，促进视觉、听觉发育和手指的活动能力，而且听声认图还能培养宝宝的专注力及思考能力，促进宝宝智力的早期开发。

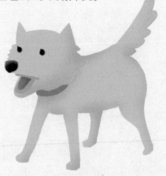

●小狗汪汪

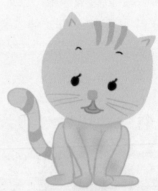

●小猫喵喵

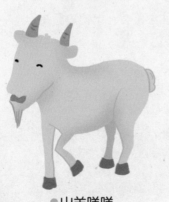

●山羊咩咩

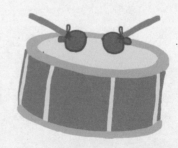

●小鼓咚咚

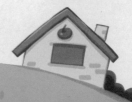

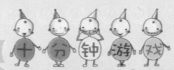

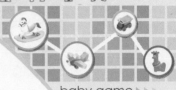
● 一个小哥哥在打陀螺

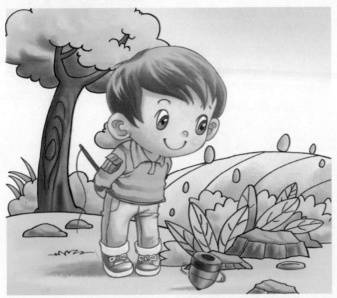

● 一个小哥哥在踢球

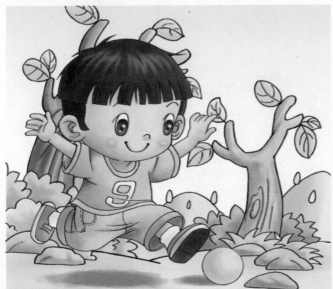

聪明宝宝身体发育一览表

第八个月 211~240天

宝宝似乎觉得

坐着已经无法满足他探索世界的欲望了

小屁股总是一挺一挺的

好像想要站起来

虽然脚上力量还不足以让他站稳

但是小家伙对这种尝试却乐此不疲

宝宝偶尔也会伸出嫩嫩的小手

试图去接妈妈递过来的水

亲爱的宝宝妈妈将倾注自己所有的爱心、关心

和你一同成长陪伴你走好生命中的每一步

● 宝宝左脑、右脑智能测评标准

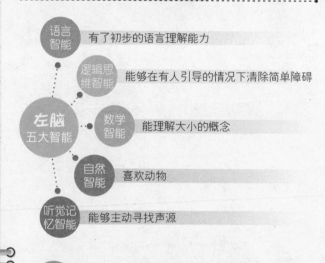

语言智能　有了初步的语言理解能力

逻辑思维智能　能够在有人引导的情况下清除简单障碍

左脑五大智能

数学智能　能理解大小的概念

自然智能　喜欢动物

听觉记忆智能　能够主动寻找声源

Baby & mother
本月训练重点

训练宝宝从匐行过渡到爬行，能主动伸手拿东西，能拿着玩具挥舞。

能自己从仰卧状态坐起。

会表示要人抱或想大小便。

认识自己的身体和五官。

懂得父母的表情，能理解父母高兴还是生气。

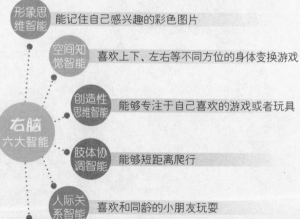

形象思维智能　能记住自己感兴趣的彩色图片

空间知觉智能　喜欢上下、左右等不同方位的身体变换游戏

创造性思维智能　能够专注于自己喜欢的游戏或者玩具

右脑六大智能

肢体协调智能　能够短距离爬行

人际关系智能　喜欢和同龄的小朋友玩耍

视觉记忆智能　喜欢照镜子，看到自己的样子会非常开心

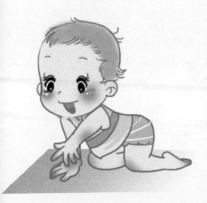

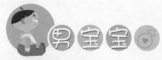

身高	平均 70.1 厘米（65.5 ~ 74.7 厘米）
体重	平均 8.82 千克（6.92 ~ 10.72 千克）
头围	平均 45.0 厘米（42.4 ~ 47.6 厘米）
胸围	平均 44.9 厘米（40.7 ~ 49.1 厘米）
前囟	平均 1×2 厘米
牙齿	平均 0 ~ 2 颗

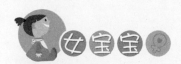

身高	平均 68.4 厘米（63.6 ~ 73.2 厘米）
体重	平均 8.24 千克（6.37 ~ 10.05 千克）
头围	平均 43.8 厘米（42.2 ~ 46.3 厘米）
胸围	平均 43.7 厘米（39.7 ~ 47.7 厘米）
前囟	平均 2×2 厘米
后囟	平均 0 ~ 2 颗

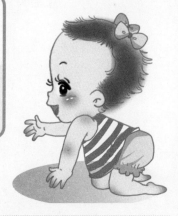

您的宝宝的身体发育记录

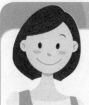

第211天身高	（厘米）	第211天胸围	（厘米）
第211天体重	（千克）	第211天前囟	（厘米）
第211天头围	（厘米）	第211天牙齿	（颗）

左脑开发 训练室

第八个月（211～240天）

>>>

8个月的宝宝开始会用动作比较熟练地表示语言，如再见等；开始对图书感兴趣，喜欢听父母讲故事；能区分物体的大小、动静等；喜欢各种动物，经过训练能找出父母让找的动物图片；听觉发育很快，喜欢挤压玩具时发出的声音，并会自己摆弄出很多声音。本月，父母要多丰富宝宝的语言智能，多通过游戏练习宝宝对语言的理解能力，并自设一些稍微复杂的游戏，引导宝宝思考。

Baby & Mother

语言智能

看图讲故事

●益智目标

用重复的字和鲜艳的图片刺激宝宝的语言理解能力，并培养宝宝对图书的兴趣。

●亲子互动

妈妈可选一些构图简单、色彩鲜艳、故事情节单一的图画书。

给宝宝念书，并让他看不同的图画，念出物品、动物的名称，如"这是小鸭子，这是小青蛙"。

如果宝宝偶尔指着书上的某一幅图，一定要告诉他名称。

- 语言智能
- 逻辑思维智能
- 数学智能
- 自然智能
- 听觉记忆智能

●专家在线

给宝宝看图讲故事，也是训练宝宝开口说话的好时机。不过，现在的图书、图片在宝宝的眼里也仅是一种玩具，所以妈妈要和宝宝一起看，让宝宝慢慢亲近图画书，培养兴趣，为今后真正地看图说话打好基础。

听命令

● 益智目标

让宝宝了解命令这种行为规范，培养宝宝的语言理解能力及自我控制的意识。

● 亲子互动

和宝宝面对面坐好，递给他一个玩具，然后妈妈鼓励宝宝将玩具交给自己。如果宝宝做对了，妈妈要对宝宝表示赞扬。

在床头放置一件玩具，妈妈和宝宝坐在床的另一侧，妈妈指着玩具对宝宝说"把玩具给妈妈拿过来"，让宝宝爬行拿玩具。当宝宝去拿一件他不能动的物品时，父母要及时对他说："不能动！"并做出摇头的动作和不高兴的表情。如果宝宝继续拿东西，就用严厉的语气再次重复命令，同时制止他。

● 专家在线

通过这样的训练，能让宝宝了解哪些行为是对的，哪些行为是不对的，让他懂得并服从父母的吩咐，从而丰富宝宝的语言理解能力，并为宝宝将来建立规则意识打下基础，使得宝宝养成良好的习惯。

爱心提示

父母可以在宝宝这个时间段，教他执行口令的反应，诸如"不可以"、"走开"、"过来"、"坐下"等口令，而且要有耐心，帮助宝宝提高自己的自我控制能力。

"抓挠"宝宝

● 益智目标

训练宝宝用姿势表示语言的能力，帮助宝宝发展语言理解能力。

● 亲子互动

妈妈和宝宝坐在一起，然后妈妈教宝宝抓挠的动作，并对宝宝说："抓挠抓挠，宝宝要与妈妈玩。"

宝宝会在妈妈的引导下模仿妈妈的动作，并逐渐领会到这样手掌轻轻张合表示要同人玩耍。

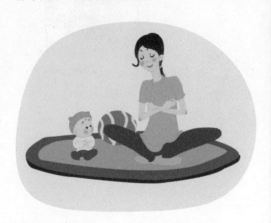

● 专家在线

8个月左右的宝宝发音能力还很有限，需要什么时不可能用声音表达，但却可以用动作和表情来表达自己的需要。上述游戏中，妈妈教给宝宝的抓挠游戏，就是要宝宝理解这个动作表示要与人玩耍。妈妈也可以通过其他动作来帮助宝宝表达需要，比如表达"谢谢"时，可以双手拱起上下活动。学会用姿势表达需要和情感，能丰富宝宝的语言智能，而且还能提高宝宝的交往能力。

帽子一家

●益智目标

　　促进宝宝的语言理解能力，促使其思维萌芽，形成概念。

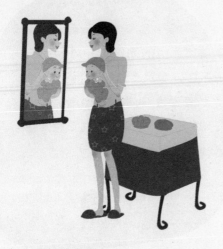

●亲子互动

　　妈妈准备各种各样的帽子，如小布帽、军帽、皮帽、太阳帽、纸帽等。

　　将宝宝抱在大镜子前，给他戴上一顶帽子，并对宝宝说："宝宝戴了顶帽子。"

　　过一会儿把帽子摘下，再戴上另一顶，再告诉宝宝："宝宝换了一顶帽子。"

　　然后告诉宝宝，这两个都是帽子。也可以让宝宝把玩一会儿。

　　以此类推，重复玩游戏。

●专家在线

　　通过给宝宝戴不同的帽子，让宝宝逐渐明白，尽管这些东西大小、形状、颜色都不同，但都是帽子，都可以戴在头上，从而丰富宝宝的认知概念。

 Baby & Mother

逻辑思维智能

打开纸包

●益智目标

　　训练宝宝的分析推理能力，提高逻辑思维。

●亲子互动

　　当着宝宝的面将一个玩具用纸包起来，再把纸包交给宝宝。

　　开始时，宝宝拿到纸包后会把纸撕破，拿出玩具。

　　父母再用另一张纸把玩具包起来，并当着宝宝的面将纸包打开，将玩具拿出来。

　　反复包好打开几次后，让宝宝知道不用撕纸，只要把纸包打开就能拿到玩具。

　　当宝宝学会打开红包并拿出玩具时，父母应及时给予宝宝表扬。

●专家在线

　　这个游戏是让宝宝边动手边思考，最后把纸包打开取出玩具，不仅锻炼了宝宝的手部的灵活性，更重要的是锻炼了宝宝对问题的思考推理能力。

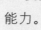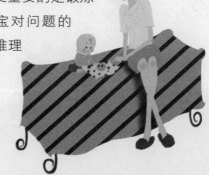

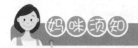

妈咪须知 >>

8个月的宝宝很喜欢做重复动作，而且往往同时进行两种动作，比如将小盖子盖在瓶子上，拿下来，再盖上去，再拿下来，这样单调的动作竟能重复20多次以上，非但不感到无聊，还乐此不疲。其实，这种重复性的动作正是宝宝在思考的表现，他的头脑中已经产生概念，弄懂了两个物体间的关系、自己与物体的关系，对动作的效应产生了乐趣。

奇妙的物体

● **益智目标**

培养宝宝的辨别思考能力。

● **亲子互动**

妈妈准备两个小布袋，一些黄豆和一些棉花。

将黄豆和棉花分别装入两个布袋内，用绳子绑好袋口。

妈妈提着两个布袋在宝宝面前一上一下、一左一右地摇晃，吸引宝宝伸手来拿。

宝宝拿到袋子后，会体会到物体带来的不同感官刺激。

● **专家在线**

宝宝需要通过各种游戏来提升思维能力。游戏中，妈妈教会宝宝如何识别软和硬的物体，训练宝宝对不同物体的感受能力，同时刺激宝宝逐渐思考两种感觉间的不同。

妈妈还可以适当地拉开袋子和宝宝的距离，让宝宝向袋子方向爬行，锻炼宝宝的协调能力。

拉布取小车

● **益智目标**

发展宝宝的手部动作，锻炼宝宝的逻辑思维能力。

● **亲子互动**

妈妈在桌子上放一块颜色鲜艳的布，布的一头靠近宝宝，另一头放一个宝宝喜欢的玩具。

当宝宝看见玩具时就想拿到，但不能马上拿到。妈妈对宝宝说："宝宝要玩小汽车，看妈妈拿小汽车给宝宝。"

妈妈慢慢拉动布，将玩具拿到。

照原样将布和小汽车放好，引导宝宝模仿着拿玩具，等宝宝自己拿到小汽车后再给他玩。

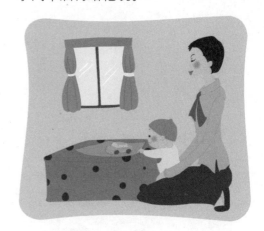

● **专家在线**

游戏过程中，布成了工具，会使用工具的宝宝，表明他的逻辑思维正在逐渐进步。妈妈也可以用拉绳拴好玩具，引导宝宝看妈妈拉住绳子的一端将玩具拉过来。宝宝见过一次取玩具的方法，就会懂得用各种物品取玩具，如用报纸、毛巾等。

一个一个跑出来

●益智目标

促进宝宝推理能力的发展，同时训练手眼协调能力。

●亲子互动

准备一个空面巾盒，几块手帕，小铃铛和小玩具2～3个。

将手帕一一连接起来，扎上小铃铛和小玩具，然后放入面巾盒里，盒口留出一截手帕。

将面巾盒放在宝宝面前，妈妈示范，慢慢拉出手帕和纱巾，并问宝宝："一个一个跑出来，这都是什么？"

让宝宝也来拉拉，妈妈要用夸张的表情和语言表示开心，鼓励宝宝。

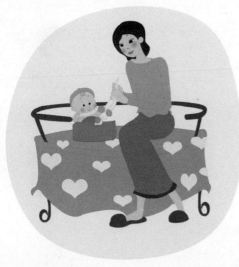

●专家在线

这些看似简单的拉扯动作，其实可以刺激和培养宝宝的理解、判断和预测能力等，并训练宝宝集中注意力，锻炼记忆力，对提升宝宝的逻辑思维大有帮助。

 Baby & Mother

数学智能

小小搬运工

●益智目标

让宝宝感受生活中的数字，促进其数学智能的发展。

●亲子互动

准备两个盒子和几件小玩具。

妈妈将玩具一个个地放到其中一个盒子里，并让宝宝注视。然后再将盒子中的玩具一个个取出，放入另外一个盒子里。

引导宝宝用相同的方法，将盒子中的玩具一个个取出，放入第一个盒子中。

宝宝每拿起一件玩具，妈妈都在一旁数数，让宝宝感受到动作与数字之间的关系。

●专家在线

这个时期的宝宝，手指的灵活性已经非常高了。这个游戏不仅能继续锻炼宝宝手指的灵活性，促进宝宝的身体智能发展，更重要的是能帮助宝宝了解每次拿玩具的动作与玩具数量之间的关系，从而初步感受生活中的数字，提高其数学智能。这个时期的宝宝可能会出现只关注某一个或者某几个玩具的现象，这时妈妈不要强迫宝宝再去取别的玩具，可以反复强调某几个数字，加深宝宝的印象。

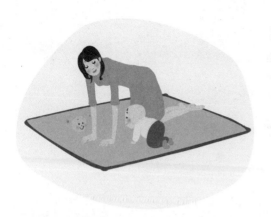

Baby & Mother

自然智能

认识金鱼缸

●益智目标

帮助宝宝感受生命,提高自然智能。

●亲子互动

抱着宝宝到鱼缸前, 告诉宝宝说: "这是鱼缸。"

指着里边正在游动的金鱼告诉宝宝 : "鱼缸里面有金鱼在游泳。"

拿起宝宝的小手, 让宝宝触摸鱼缸, 并转到金鱼停留的位置, 让宝宝轻拍鱼缸, 然后告诉宝宝 : "宝宝看, 金鱼被宝宝吓跑啦 ! "

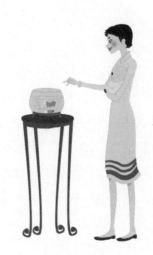

钻山洞

●益智目标

训练宝宝的数字理解能力。

●亲子互动

妈妈膝盖着地,手撑地,搭乘一个 "山洞",然后在 "山洞" 的前方摆好玩具,鼓励宝宝钻过 "山洞" 去拿玩具。

宝宝在爬过妈妈的 "山洞" 后,妈妈要告诉宝宝:"宝宝钻了一个山洞,再钻第二个山洞",然后引导宝宝转身再钻一次 "山洞"。

宝宝钻完 "山洞" 后,妈妈要告诉宝宝:"宝宝钻了两次山洞。"并引导宝宝重复游戏。

●专家在线

宝宝这个时期已经逐渐能理解 "1"、"2" 等概念了,不过,宝宝也要对应父母的语言才能更加明确。

通过上述游戏,能加深宝宝对数字的理解,丰富其数学智能。同时,还能训练宝宝练习爬行,练习肢体协调性,刺激左右脑的发育。

●专家在线

鱼缸是家中常见的装饰品,也是帮助宝宝认识自然的好材料。通过游戏,宝宝可以感受到动物与植物时间的区别 (运动与静止),从而感知有生命的物质与无生命物品之间的区别。

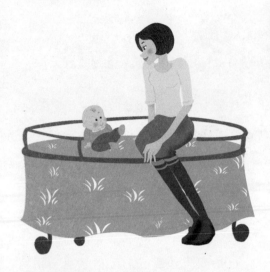

听觉记忆智能

扔球游戏

●益智目标

锻炼宝宝听觉的灵敏度，促进其听觉智能的发育。

●亲子互动

妈妈找来一个无盖的盒子，再找来一些彩色糖球。将盒子放远一些，然后妈妈拿起一粒糖球朝盒子里扔去。当糖球扔到盒子里时，妈妈要说："哗啦，球进盒子啦。"

引导宝宝也来扔球，如果宝宝也将糖球扔进了盒子，妈妈也要说："哗啦，宝宝的球也进盒子啦。"

认识新鞋

●益智目标

帮助宝宝认识自己的脚和鞋，让宝宝认识生活用品。

●亲子互动

宝宝要学习站立了，父母可以给宝宝买双新鞋，宝宝一定会很喜欢自己的新鞋。

给宝宝穿上新鞋，然后问宝宝："宝宝的新鞋在哪里啊？"宝宝会伸出小脚让父母看。父母对宝宝的行为要给予夸奖，比如"宝宝的新鞋好漂亮啊！"

鞋子脱下后，父母也可以问宝宝："宝宝的新鞋去哪了？"宝宝会自己去寻找新鞋。

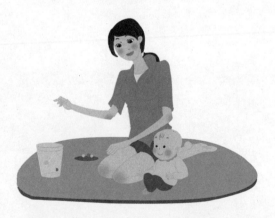

●专家在线

游戏能发展宝宝的视觉、听觉和手部活动的协调性，通过良好的外界声音刺激，促进宝宝智力的早期开发，使宝宝的身心得到健康发展。妈妈不要将糖球独自留给宝宝把玩，以免宝宝误食、噎住，引发危险。

●专家在线

宝宝很喜欢接触新鲜事物，对和自己有关的事物更感兴趣。让宝宝练习找自己的新鞋，还能让宝宝逐渐认识到新鞋与自己的关系，从而训练分析判断的能力。

听听里面有什么

● 益智目标

训练听觉的灵敏性。

● 亲子互动

准备两个空箱子，不要太高太大，然后将一些在摇晃或挤压时能发出声音的玩具放在里面，拿到宝宝身边摇晃，发出"咔咔"或"沙沙"的声音。

如果宝宝伸手想拿箱子，就将整个箱子递给他。

当宝宝打开盖子看到玩具时，妈妈可以惊讶地说："哎呀，里面都是玩具啊！"同时将玩具递给他。

试着让宝宝自己将玩具放入箱中，然后再摇晃发声。

● 专家在线

宝宝 6 个月时就会拿着积木对敲，也会拿着筷子敲击桌子，但都仅限于一些较大的目标。

对 7 ~ 8 个月的宝宝来说，他们已经可以摇晃和挤压玩具了。父母可收集一些玩具，如塑料充气玩具、装有谷粒或大米的调味品罐等，它们发出的声音明显不同，宝宝会很好奇，这对于提高宝宝听觉的灵敏度很有意义。

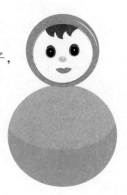

● 8个月（211~240天）宝宝右脑智能测评

智能	测评项目	评分		
语言智能	有了初步的语言理解能力，能指出妈妈教他认的图画书里的图画。	良好	一般	稍差
逻辑思维智能	在布的另一端放玩具，宝宝会在妈妈的引导下拉动布取到玩具。	良好	一般	稍差
数学智能	能理解大、小的概念。	良好	一般	稍差
自然智能	喜欢动物，认识家中的动物玩具，并能接受动物的图片。	良好	一般	稍差
听觉记忆智能	对声音敏感，喜欢摇晃和挤压玩具发出的声音。	良好	一般	稍差

右脑开发

第八个月（211~240天）

训练室

>>>

8个月的宝宝，对图形的兴趣越来越浓，能记住自己喜欢的图形；能自己很专注地玩一会儿，能寻找到被盖住大半的玩具，表明宝宝的观察探索能力有所发展；能从匍行过渡到爬行，并能偶尔扶物自己站起；食指活动更加精细，喜欢玩抠洞、按键游戏；依然有怯生现象，但已有所改善。本月，父母应多与宝宝玩一些探索类的游戏，提高宝宝的探索能力；多训练宝宝爬行及站立，但注意不要让宝宝站太久，以便宝宝的肢体协调能力健康发展。

Baby & Mother

形象思维智能

玩方盒

●益智目标

发展宝宝的观察力，训练再认记忆及形象思维能力。

●亲子互动

找一个空纸盒，在纸盒的表面贴上彩色的图片，然后给宝宝玩。

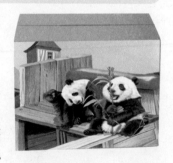

当宝宝转到其中一个画面时，妈妈就告诉他"这是熊猫"、"这是花园"等。等宝宝对画面比较熟悉后，妈妈可让宝宝听指示指出"熊猫在哪"。画面的内容可以是宝宝感兴趣的任何东西，如动物、花草、交通工具等。

●专家在线

游戏时，为防止宝宝撕掉画片，要把画粘牢一些。画片要及时更换，以使宝宝保持新鲜感。在游戏过程中，宝宝不断协调地转动方盒，对左、右大脑的协调发展非常有利。

- 形象思维智能
- 空间知觉智能
- 创造性思维智能
- 肢体协调智能
- 人际关系智能
- 视觉记忆智能

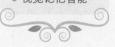

Baby & Mother

空间知觉智能

宝宝荡秋千

●益智目标

训练宝宝的时间、空间感知能力。

●亲子互动

妈妈抱着宝宝去荡秋千，在秋千上晃动；也可以坐在转椅中左右转动；还可以抱着宝宝去坐滑梯。

将宝宝放在小褥子上，妈妈和爸爸各拽住褥子的两端，前后左右轻轻晃动宝宝。

爱心提示

游戏中一定要注意安全；在晃动小褥子时动作要尽量缓慢，避免因速度过快或没抓紧褥子，使宝宝摔下来。

●专家在线

宝宝在游戏中，能逐渐体会到上下、左右、前后等空间方位的变换，从而提升对空间位置的判断能力。

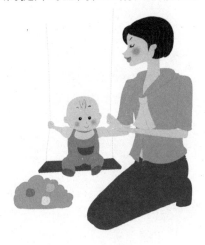

举高高

●益智目标

训练宝宝对方位变换的感知能力，让宝宝体验游戏的快乐。

●亲子互动

爸爸将宝宝举起来，让宝宝双腿分开坐在自己的颈后。爸爸双手分别握住宝宝的双手，让宝宝保持身体平衡。

爸爸可以顶着宝宝进行多种游戏，比如转圈快走，或者蹲下起来，且边做动作边唱儿歌。

爸爸也可以边唱儿歌边随着儿歌的节奏做动作，让宝宝感受自己方位的变换。

●专家在线

和父母做游戏是宝宝非常喜欢的一件事，能融洽亲子关系。而且，宝宝还能从游戏中感受到空间位置的变换，对提升其空间智能有好处。

有的宝宝天生胆子比较小，父母不要勉强宝宝，如果宝宝害怕，父母可以先将宝宝放在比较低矮的桌子或者凳子上，扶着宝宝，给宝宝安全感。等宝宝适应了以后再逐渐增加高度，而且父母要在旁边随时给予鼓励。

认识三维

●益智目标

引导宝宝认识三维世界，增加好奇心。

●亲子互动

找一个大玩具，高度要超过宝宝趴着时头的高度，放在宝宝面前，让宝宝摸摸。引导宝宝绕着玩具爬一圈，再让他用手摸摸。将宝宝抱起来，让他从高处看到玩具，再让他摸摸玩具。

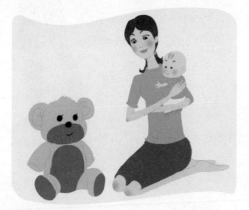

●专家在线

8个月的宝宝空间智能有了进一步提高，会通过一些小的探索和尝试来发现一些新问题。游戏有利于宝宝提高三维空间的转换能力，促进宝宝对空间关系的把握，发展方向感。

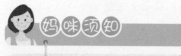

宝宝玩弄自己的"小鸡鸡"或外阴，父母不要大惊小怪，也不要呵斥宝宝。可以尽量丰富宝宝的生活，帮助宝宝分散注意力，不要让他感到孤独，要给他足够的爱抚，使他不至于皮肤饥饿。多与宝宝玩一些运动性游戏，让他的精力得到发泄。

Baby & Mother

创造性思维智能

攻城

●益智目标

培养宝宝解决问题的能力，并提高运动能力。

●亲子互动

在宝宝面前挡上几块硬纸板，注意要让硬纸板很容易被推倒。

父母在纸板的另一边叫宝宝的名字，引导宝宝推开纸板爬过来。

宝宝爬过来后，父母要对宝宝的行为表示鼓励，抱抱宝宝，亲亲宝宝。

●专家在线

成长环境决定一个人的情感承受能力，让宝宝能面对压力，使其大脑产生控制恐惧感的情绪，从而提升解决问题的能力。

如果父母长期不在家，或者宝宝是由奶奶、姥姥照顾的，那由父母来引导宝宝做这个游戏可能不会达到预期的效果。

所以，父母平时就需要与宝宝建立信任和亲密的关系。研究证明，越早得到父母的亲情和照顾的孩子，心理承受能力越强。

爱心提示

挡在宝宝面前的纸板可能会让宝宝感到某种恐惧，父母应用亲切的声调安慰他，引导他推开纸板。

里面有宝物

●益智目标

培养宝宝的好奇心和探索精神。

●亲子互动

取一个圆形的罐头盒，放入两颗豆子。将罐头盒在宝宝面前滚动，引起宝宝的兴趣。

将罐头盒递给宝宝，打开盒盖，取出里面的豆子给宝宝看看。

引导宝宝将豆子放入罐头盒内，盖上盒盖，让宝宝用手推罐头盒或用脚踢它。

●专家在线

本游戏可以调动宝宝的好奇心，使他对周围环境充满探索的渴望，善于主动发现事物的特征，在不断获取周围环境中的知识与信息的同时使自身的观察力、思维能力也获得发展。

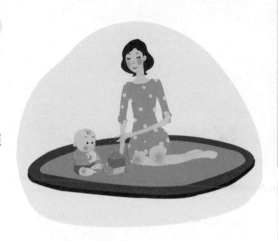

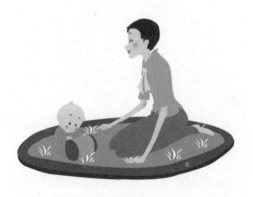

爱心提示

妈妈要看好宝宝，防止宝宝将豆子放入口中。

搭积木

●益智目标

促进宝宝手脑并用，并提高观察思考及组合能力。

●亲子互动

给宝宝准备一些积木玩具。

将积木放在宝宝面前，然后和宝宝一起搭建楼房、汽车等。

可以将颜色不同的积木搭配在一起，并告诉宝宝你搭建的是什么。

让宝宝动手来搭建积木，当宝宝将一块积木放到另一块积木上面时，要给予宝宝鼓励和肯定。

●专家在线

8个月的宝宝已经会运用两只手玩积木了。他会知道将一个积木放在另一个积木上面时，就会比单独一个积木高，而且还能用积木叠成不同的形状。通过这样的游戏，不仅能锻炼宝宝手部的灵活性，更能刺激他的感官及思考能力，并初步学会物体间的组合。

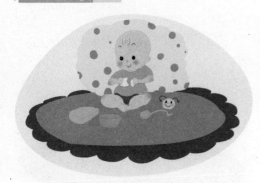

Baby & Mother

肢体协调智能

投篮游戏

● 益智目标

训练宝宝的注意力及手眼协调能力。

● 亲子互动

妈妈准备一个纸篓，然后将不怕摔的玩具、棋子、扣子等放在宝宝身边。

引导宝宝向所设的纸篓投掷玩具，开始时纸篓可近些，然后逐渐拉远。

投掷后，妈妈再帮他拿回玩具，并指出所扔物品的名字。如果是动物玩具，还可学学动作或叫声。

● 专家在线

此月龄的宝宝爱扔东西，父母对宝宝的这种习惯应因势利导，把乱扔变成有目的的投掷，不仅能满足他的"爱好"，还能训练宝宝的注意力、摹仿力及掌握空间的方向、手眼协调的能力等。但宝宝出现砸摔的现象时，妈妈要及时阻止，告知宝宝这是不对的。

独自玩耍

● 益智目标

培养宝宝独立思考的能力，享受独自玩耍的乐趣。

● 亲子互动

妈妈多为宝宝准备一些小玩具、小物品，如塑料杯子、小碗、木槌、汤匙等，让他摸一摸、敲一敲，甚至放入嘴里尝一尝也可以。

也可以拿些干净的纸让他自己撕扯着玩，宝宝只要拿到纸就会撕得粉碎，玩得十分开心。

● 专家在线

专心都是需要从小培养的，父母要尽可能给宝宝创造环境让他自己玩耍，且不要打断游戏中宝宝的专注情绪，让他长时间独自专注于一种游戏或一个玩具中，时间越长越好，这样可以培养他的专注力及思考能力。宝宝也会从这种独自游戏中慢慢创造出一些有趣的东西来。

爱心提示

给宝宝的东西要注意安全，不要伤到宝宝，以免造成不必要的伤害。

妈咪须知

8个月的宝宝，手的动作灵活复杂，开始要使用各种工具，如拿勺子自己吃饭，自己拿杯子喝水等，尽管姿势不对，只能比比画画，但又不甘心失败，非要试试不可。对此，父母不要阻拦，否则会伤了宝宝的自尊心，而应助一臂之力，让宝宝感到自己做事的满足与喜悦。而且，这样也能让宝宝的双手更加灵巧。

宝宝爬行快

● 益智目标

训练宝宝从匍行到爬行。

● 亲子互动

宝宝在翻滚玩耍过程中，如果要伸手抓玩具，且玩具近在眼前，妈妈可以阻止宝宝继续翻滚，而是协助宝宝向前拱一下，腹部贴住地面，四肢向前将身体推向前方，就能拿到玩具了。开始时宝宝的腿部不会用力，妈妈可以按住宝宝的双脚，让宝宝能用脚撑住地面，然后向前用力，就可以匍行了。

宝宝学会匍行后，妈妈可以用毛巾将宝宝的腹部兜起来，帮助宝宝提起腹部，让重力落在手和膝盖上，宝宝就能在妈妈的协助下爬行了。

反复几次后，宝宝就能自己将腹部提起，用手、膝盖爬行。妈妈对宝宝的行为要给予肯定和鼓励，让宝宝对自己更有信心。

● 专家在线

爬行是婴儿期最重要的练习项目，学会爬行，不仅让宝宝的肢体协调能力有所提高，更能让宝宝看到、听到更丰富的世界。而且，经常练习爬行的宝宝视听能力会更加灵敏，对以后的学习也能产生良好的影响。

对于协调能力比较好的宝宝，父母也可以设计一个斜坡，宝宝在爬上斜坡的时候，会自然用手和足协同来爬，这比用手和膝盖爬行更快。

足球宝宝

● 益智目标

锻炼下肢力量，为站立和行走作准备。

● 亲子互动

妈妈从宝宝背后扶住他的腋下，让宝宝站立，然后将一个彩色的皮球放在离宝宝脚边 3 ～ 5 厘米的位置。

引导宝宝"走"到球边，抬起腿踢球。

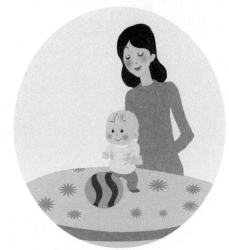

● 专家在线

8 个月左右的宝宝已经能在父母的扶持下站立了。

这个游戏主要就是为宝宝下一步的站立和行走作准备，同时还能培养宝宝愉快的情绪。因为宝宝年纪还太小，所以每次行走的时间不要太长，一般来说 5 ～ 10 分钟就可以了。

爱心提示

妈妈在选球的时候，最好大小适中，类似足球大小最好，因为这样可提高宝宝踢球的命中率。

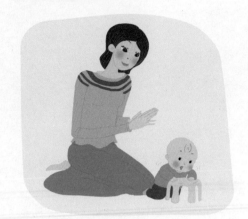

⇛ Baby & Mother 🍼

人际关系智能

🙂 宝宝要交好朋友 ·········

●益智目标

培养宝宝的社会交往能力，减轻怯生程度。

●亲子互动

和小伙伴刚见面时，父母要鼓励宝宝与另一个宝宝相互握握手，熟悉一下。让宝宝对小伙伴点点头，或拍拍手表示欢迎。引导宝宝和其他小朋友交换玩具，并让他们点头表示谢意。

让宝宝和其他宝宝在地毯上互相嬉闹，一起游戏。小伙伴们分手时，让宝宝挥手表示再见。

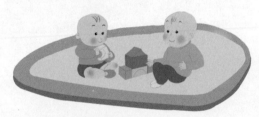

●专家在线

八九个月的宝宝对陌生的成人普遍有怯生的现象，但他们较易接受同龄的陌生小伙伴。因此，父母应有意识地让宝宝与同龄孩子多接触，训练宝宝与同伴的相处能力，积累交往经验。如果宝宝和小朋友在一起玩耍的时候遇到了困难，请妈妈不要马上出手相助，而是应当鼓励宝宝自己克服困难，渐渐养成宝宝自己解决问题的好习惯。

🙂 勇敢的宝宝 ·········

●益智目标

鼓励宝宝自己扶物坐起，自己扶物站起，激发宝宝的勇敢精神。

●亲子互动

父母在和宝宝游戏时，可以在宝宝面前放一把小椅了，然后鼓励宝宝自己扶着椅子坐起来；也可以将宝宝带到沙发边上，然后鼓励宝宝自己扶住沙发的扶手坐起来。

如果宝宝能自己扶住扶手坐起来，父母还要鼓励宝宝继续扶物站起来，并横跨迈步。

如果宝宝能做到自己坐起和站起，父母要及时给予鼓励和赞扬，让宝宝增强信心。

●专家在线

鼓励宝宝自己扶物坐起，用自己的力量改变体位，能锻炼宝宝的臀部力量，也能锻炼宝宝的腰部和腹肌力量。如果能鼓励宝宝自己扶物站起来，训练宝宝能用单腿支撑体重，还能为宝宝下一步学迈步打好基础。

懂事的宝宝

● 益智目标

让宝宝练习将东西传给别人，帮助宝宝养成与他人分享的性格，增强人际交往能力。

● 亲子互动

妈妈手里拿一个宝宝喜欢的玩具，然后对宝宝说："宝宝去把爸爸手里的书给妈妈拿来，妈妈把玩具给宝宝。"这时宝宝会很愿意将书从爸爸手里递到妈妈手里，然后从妈妈手里拿过玩具。

妈妈也可以和宝宝一起玩游戏，比如妈妈将皮球滚到一边，然后让宝宝去把皮球拿给妈妈。如果宝宝做到了，妈妈要及时赞扬宝宝。

● 专家在线

通过类似的游戏，可以使宝宝乐意与他人交流和分享，提升其交往能力。开始时，一定要用比宝宝传递的更好的东西与宝宝交换，否则宝宝不愿意把自己喜欢的东西给别人。重复几次游戏后，宝宝就会逐渐理解到，把自己手里的东西递给别人时，自己还会得到一样自己喜欢的东西，这样也愿意与别人交换了。

宝宝会飞了

● 益智目标

促进宝宝全身运动,提高其人际交往能力。

● 亲子互动

爸爸举着宝宝，做飞翔的动作，并对宝宝说："宝宝会飞啦，飞得好高哦！"

然后，迅速将宝宝递给妈妈，并说："宝宝飞到妈妈那里喽！"

妈妈抱住宝宝，蹲下、站起和旋转。

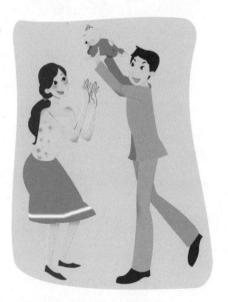

● 专家在线

这是一个令宝宝非常兴奋的亲子游戏。

现在，宝宝已经知道父母是他最亲近的家人了，也喜欢和父母一起玩。

让宝宝享受与人交往的快乐，将有助于培养宝宝开朗的性格和出色的交往能力。

➡ Baby & Mother 👶

视觉记忆智能

👶 玩具跑得快

●益智目标

引导宝宝追踪移动的物体，发展其视觉能力。

●亲子互动

让宝宝仰卧在床上，头部自然放松。

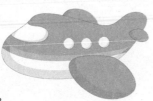

妈妈拿一件彩色玩具，在宝宝眼前晃一晃，吸引宝宝注意。

妈妈说口令做动作，引导宝宝追踪玩具，共做两个八拍。

妈妈说"1"，将玩具从中间位置移向左边。

"2"，玩具返回中间位置。"3"，玩具从中间移向右边。"4"，还原。"5"，玩具移向宝宝的头部上方。"6"，还原。"7"，玩具移向宝宝的头部下方。"8"，还原。

●专家在线

8个月的宝宝，特别喜欢用视线来追踪眼前的物体，眼、手的协调也较流畅。此时，宝宝的视力保持在0.1～0.2之间。和宝宝玩上述游戏，能锻炼宝宝的视觉敏锐性，促进视觉发育。需要注意的是，在玩过这个游戏之后，妈妈不要把玩具放在宝宝的旁边，以免宝宝总是盯着玩具造成斜视。

😊 漂亮的宝宝

●益智目标

增强宝宝的观察力，促进其视力发育。

●亲子互动

妈妈在宝宝面前戴上漂亮的发夹，然后对着镜子做出高兴的样子，让宝宝注意。

将发夹拿下，夹到宝宝的头发上，让宝宝也在镜子面前细看一番，妈妈要赞赏宝宝的可爱装扮。

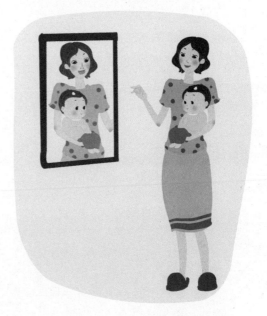

●专家在线

这一阶段的宝宝，当看到镜子中的自己时，会很快知道那是自己，更加巩固对自己与他人的区别认识。

游戏能加强宝宝对于脸和身体的认识，也能增强宝宝的观察力，但注意不要用锋利的发夹。妈妈还可以在宝宝面前戴上漂亮的帽子、手链之类的饰物，以此引起宝宝的注意。

宝宝认新物

● 益智目标

促进宝宝的观察、记忆、理解能力，丰富其视觉智能。

● 亲子互动

如果妈妈以前培养过宝宝认识事物，那么宝宝现在已经能认识挂图中的"小狗"和"大老虎"了，妈妈要继续强化宝宝已认识的事物。

教宝宝认识"小猪"等动物，以及宝宝特别爱看的房间里的灯饰和其他物品。

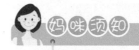

当宝宝在看这些物品时，父母要立即说出物品名称，使宝宝将看到的物品和听到的声音建立起联系。

● 专家在线

当宝宝会坐后，宝宝的视力范围也从左右发展到了上下。对宝宝而言，他的视野完全不同了。此时除了给予色彩刺激外，还应加入声音，因为这个阶段宝宝的眼睛、手脚、身体等协调能力较佳，所以也是视觉、听觉和表情反应最佳的统合时期。

这种练习可以让宝宝的观察、记忆、理解、思维等能力都得到很好的发展，尤其能扩大宝宝的视野，让宝宝的视线范围更加丰富，促进宝宝大脑的发育。

妈咪须知

8个月的宝宝，对于眼前突然消失的东西会做出寻物反应。宝宝渐渐能够用眼睛辨识亲人了，并积极运用全身的感觉器官，如视觉、听觉、触觉去认识世界。

关灯做游戏

● 益智目标

促进宝宝暗视力的发育。

● 亲子互动

傍晚时，父母可将房间的灯都关了，然后抱着宝宝说话、唱歌。

也可以让宝宝坐在童车里，父母一边跟宝宝说话，一边推着宝宝在房间里转悠。

● 专家在线

游戏不仅能锻炼宝宝的本体感觉能力和胆量，更能促进宝宝的暗视力发育。

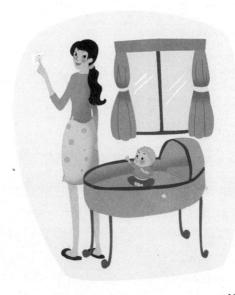

认识父母和宝宝

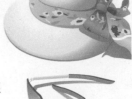

● 益智目标

　　发展宝宝的观察力。

● 亲子互动

　　爸爸打上领带或领结，妈妈穿上长裙或改变发型，还可涂上一些夸张的颜色如眼影等，然后让宝宝辨认。父母还可以在宝宝面前戴上眼镜、口罩，或穿上别人的衣服，然后让宝宝辨认。也可以让宝宝戴上帽子、眼镜，或穿上妈妈的衣服，站在镜子前，让宝宝看看自己的模样，让宝宝重新认识自己。

● 专家在线

　　8个月的宝宝，其视觉功能已进入能分辨人物细微差别的阶段，视觉能力强的宝宝，即使父母变了装扮，也能认出。父母可经常和宝宝玩这样的游戏，促进宝宝的视觉观察能力。如宝宝在几次练习后都不能认出，父母可灌输一个固定的动作或固定的声音给宝宝，让宝宝记住。然后父母再去换装，在宝宝面前做出固定的动作或者发出固定的声音，多练习几次就可以了。

● 8个月（211～240天）宝宝右脑智能测评

智能	测评项目	评分		
形象思维智能	能记住自己感兴趣的彩色图片。	良好	一般	稍差
空间知觉智能	和宝宝玩上下、左右等不同方位的身体变换游戏时，宝宝会表现得很兴奋。	良好	一般	稍差
创造性思维智能	能专注地自己玩一个玩具或游戏。	良好	一般	稍差
肢体协调智能	能自己爬行着取玩具。	良好	一般	稍差
人际关系智能	有怯生现象，但喜欢和同龄的小朋友交往、游戏。	良好	一般	稍差
视觉记忆智能	喜欢照镜子，看到镜子中的自己时会高兴得手舞足蹈。	良好	一般	稍差

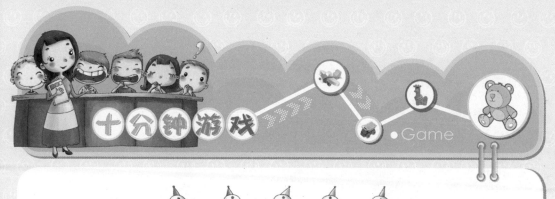

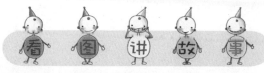

看 图 讲 故 事

宝宝在 8 个月的时候，父母就可以开始训练宝宝开口说话了。由于听觉神经和语言发音器官的共同作用，宝宝不仅能分辨出自己的声音，也能理解一些词义了。父母说话时，宝宝会努力看着父母的口形，也会试着模仿，但只是口舌动，还发不好声音。但模仿多了，也会"冒话"，所以父母在这个时候要经常给宝宝讲一些图片，说话的时候尽量让宝宝看清口形，引导宝宝模仿，并和图片联系起来。只要父母持之以恒，你的宝宝就一定能够早日开口说话！

●小猫钓鱼

●小马过河

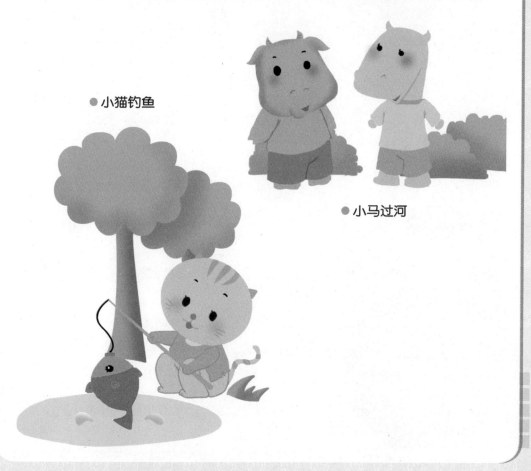

Part **09**

聪明宝宝身体发育一览表

第九个月 241~270天

● 宝宝左脑、右脑智能测评标准

 语言智能　　能够模糊地叫"爸爸"、"妈妈"

 逻辑思维智能　　能区分物体的大小和数量的多少

左脑 五大智能

 数学智能　　有简单的数量概念

 自然智能　　对气味有一定的感觉

 听觉记忆智能　　能够准确找到声源

 形象思维智能　　对自己按的手印会表现出兴奋的情绪

空间知觉智能　　对里外、上下、左右的空间方位有一定的知觉

 创造性思维智能　　可以叠加较大的物体

右脑 六大智能

 肢体协调智能　　能熟练地爬行

 人际关系智能　　喜欢和同龄的小朋友做游戏

 视觉记忆智能　　会认真观察父母的动作，并会模仿父母的动作去做

Baby & mother
本月训练重点

教宝宝能够比较清楚地叫"爸爸"、"妈妈"。
在宝宝顺利爬行的基础上训练扶栏站立。
促进宝宝手部的精细动作。
让宝宝学会听音乐和认识图画，认识若干玩具名称，会听声取物。
训练宝宝爬高。

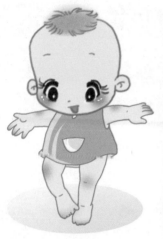

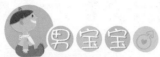男宝宝

身高	平均 71.5 厘米（66.5～76.5 厘米）
体重	平均 9.10 千克（7.16～11.04 千克）
头围	平均 45.1 厘米（42.5～47.7 厘米）
胸围	平均 45.2 厘米（41.0～49.4 厘米）
前囟	平均 1×2 厘米
牙齿	平均 0～4 颗

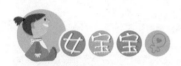女宝宝

身高	平均 70.0 厘米（65.4～74.6 厘米）
体重	平均 8.56 千克（6.72～10.4 千克）
头围	平均 44.2 厘米（41.5～46.7 厘米）
胸围	平均 44.1 厘米（40.1～48.1 厘米）
前囟	平均 1×2 厘米
牙齿	平均 0～4 颗

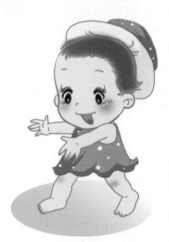

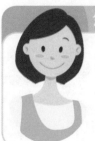

您的宝宝的身体发育记录

第241天身高	（厘米）	第241天胸围	（厘米）
第241天体重	（千克）	第241天前囟	（厘米）
第241天头围	（厘米）	第241天牙齿	（颗）

左脑开发

第九个月（241~270天）

训练室

9个月的宝宝已经开始会叫"爸爸"、"妈妈"了，并能按照父母的要求取物；开始能比较明确地区分大小、多少的概念；喜欢听别人称赞自己，能理解一些话语的含义，并会有害羞的表现。这个时期，父母应利用一切工具发展宝宝听懂语言的能力，可以让宝宝看电视，也可以通过儿歌来让宝宝边听边模仿，促进宝宝语言、逻辑思维以及听力等多方面的发育。

Baby & Mother
语言智能

 学叫父母

●**益智目标**

通过叫父"爸爸"、"妈妈"，训练宝宝学会发双音节词。

●**亲子互动**

父母与宝宝面对面，用夸张的口形说："爸——爸"或"妈——妈"。这时的宝宝会注意学着说"爸爸"、"妈妈"这样简单的词。在爸爸要抱宝宝的时候，可引导宝宝叫"爸爸"，如果宝宝做到了，爸爸要做出夸张的表情称赞宝宝，并将宝宝高举起来，宝宝也会非常兴奋。

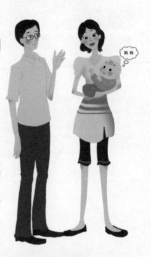

●**专家在线**

父母用夸张的口形来教孩子是很重要的，宝宝喜欢模仿，通过长时间的练习，咽喉肌肉逐渐发达，有助于发更多的音节。这个练习需要时间和耐心，父母不要急于求成，多练习几次，宝宝自然就学会了。

- 语言智能
- 逻辑思维智能
- 数学智能
- 自然智能
- 听觉记忆智能

按名取物

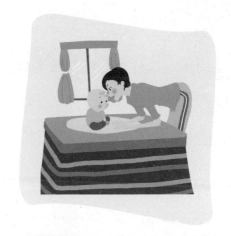

● 益智目标

通过声音的重复刺激，帮助宝宝认识更多的新事物。

● 亲子互动

将两三种玩具放在宝宝的手能拿得到的地方。

妈妈先教他玩具的名称，然后说：
"把小猴子给妈妈拿来。"

如果宝宝拿对了，就要表扬赞美，比如说："宝宝好棒呀！这是小猴子。"如果拿错了，妈妈要针对宝宝所拿的这个玩具的特征加以强调。例如，猴子会爬树、喜欢吃香蕉。这样宝宝很快就能分辨清楚了。

● 专家在线

通过这样的练习，能够让宝宝加深对语言的理解，慢慢地宝宝会模仿着父母去发声。通过在游戏中的听、说练习，宝宝的语言理解能力及学话能力，都会逐渐提高。父母在解释同一件物品的时候，最好使用相同的解释方法，以免宝宝弄混。

妈咪须知 >>>

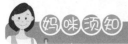

宝宝接近周岁时，更喜欢自己叨叨话，就像成人读书的样子，咿咿呀呀地说个不停，而且会拉长声音，好像说话又好像在唱歌，说得兴致勃勃。自己说得很起劲，别人却听不明白。此时父母要感到高兴，因为宝宝正在努力学习。

顶牛

● 益智目标

训练宝宝的语言能力和动作协调能力。

● 亲子互动

妈妈面对宝宝，挑战式地说："顶顶牛"，然后把额头轻轻碰在宝宝的额头上，稍用劲儿顶一顶说："顶啊顶啊顶牛牛。""和××顶牛啊。"

此时宝宝也会高兴地和你顶起来。顶几回后，宝宝就会主动和你顶。

如果宝宝能主动和妈妈顶牛，妈妈要及时表扬宝宝："好厉害的小牛牛啊！"宝宝会更起劲和你顶。

● 专家在线

孩子说话的规律是先听懂，然后才会说。周岁以前，宝宝能听懂的词很多，但会说的很少，想说也说不出来。这时正是需要掌握语言的阶段，所以父母要多通过游戏与宝宝交流。

爱心提示

父母顶的劲儿不要太大，每次都要让宝宝胜利，这样他会体会到胜利的喜悦。

Baby & Mother

逻辑思维智能

大小个排队

● 益智目标

发展宝宝的认知概念，帮助宝宝认识世界。

● 亲子互动

将父母的物品和宝宝的物品，如衣服、袜子、鞋子、枕头及水果之类，大小分明的东西并排在一起。

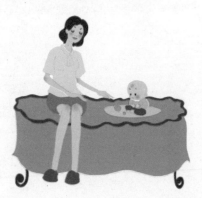

反复对宝宝说："这是大的，这是小的。"小的排在前边，大的排在后边。通过游戏令宝宝分辨大小，认知事物的不同。

也可以在实际生活中给宝宝创造机会教他分辨大小。例如到户外看到停放的车辆有大卡车、小轿车，就反复教他："这是大车，这是小车。"

● 专家在线

这一游戏重在培养宝宝对事物的观察和分析能力，学会对大小物品的分类和对比，认识事物的不同特征。

布娃娃坐小船

● 益智目标

培养宝宝的分析和推理能力。

● 亲子互动

将布娃娃放在平铺的枕巾上，让枕巾的边缘正好贴近宝宝的手。

妈妈拿起枕巾上的娃娃，在宝宝面前摇摆，引起宝宝的注意，然后放回枕巾。

如果宝宝把手伸向娃娃，妈妈就要拉动枕巾，让宝宝抓不到娃娃，然后鼓励宝宝拉动枕巾拿到娃娃。

反复游戏，直到宝宝注意到枕巾与娃娃的关系为止。

● 专家在线

随着宝宝接触事物的增多，宝宝的智商也在不断地增长。在游戏过程中，宝宝也越来越懂得寻找解决问题的办法了。在这时，父母应该多做这方面的游戏，引导宝宝多思考，提高逻辑思维。

在宝宝抓枕巾的时候，父母要注意观察宝宝的手势是否还停留在"大把抓"上，如果是的话，父母要轻轻帮宝宝调整手指的位置。

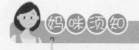
妈咪须知

9个月的宝宝看见熟人会用笑来表示认识他们，看到父母或看护他的人会要求抱；如果把他喜欢的玩具拿走，他会哭闹；对新鲜的事物会感到好奇和兴奋；从镜子里看见自己时，会到镜子后面去寻找。

数学智能

比多少

●益智目标

训练宝宝感知"多少"的笼统概念。

●亲子互动

在宝宝伸手可以触及的地方放两堆数量明显不同、形状也不同的糖块。

妈妈引导宝宝认识多和少，指着少的说："这堆少，宝宝快来捡捡。"帮宝宝把少的糖块捡到小碗里。

捡完了之后，妈妈再指着多的说："这堆多，宝宝再来捡捡。"帮宝宝把多的糖块捡到另一个同样大小的小碗里。

将两个小碗放在宝宝面前，比较碗里糖的多少。

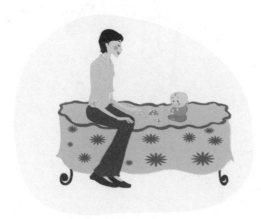

●专家在线

这时的宝宝多以无意注意为主，往往以学习模仿为主。随着宝宝的生理、心理发展，对事物的多少也会逐渐有所察觉。

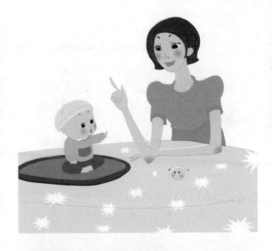

食指代表"1"

●益智目标

训练宝宝认识"1"的概念。

●亲子互动

妈妈给宝宝拿东西的时候，可以先问宝宝："宝宝要几个？"

妈妈可以自己拿起一个，并举起食指说："一个，这是一个。"当宝宝也举起食指的时候，妈妈马上给宝宝递上一个，并要强调说"一个"。

如果宝宝还要，妈妈可以再一次重复以上游戏。

●专家在线

"1"的字形简单，发音容易，但让孩子真正理解"1"的丰富含义，却只能是个由浅入深的渐进过程。游戏中，经过多次举起食指就可以得到一件东西的训练，宝宝就会逐渐将食指与"1"的概念联系起来，从而使宝宝对数字的感觉从抽象化转变为具体化。

Baby & Mother

自然智能

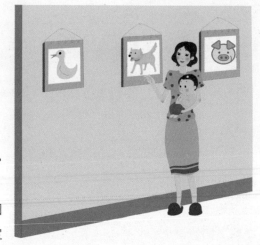

小小图画园

● 益智目标

认识各种图片，并记住它们的名字。

● 亲子互动

在墙壁上顺次贴上各种物品的图片，妈妈可指着其中的一幅画，告诉宝宝这是什么，如"这是小狗，汪汪叫"。当宝宝认识了之后，再问宝宝"小狗在哪里？"看宝宝是否会回头去寻找。

● 专家在线

经过练习，宝宝会记下这些图片的名称，还可能记下排列顺序，并学会利用事物之间的相互关系去认识事物。父母还可将动物的叫声录下来，在给宝宝看图的时候，将声音播出，训练宝宝的视觉、听觉和逻辑思维能力。

记住味道

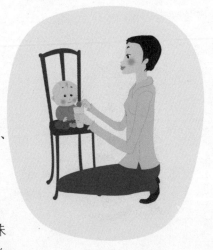

● 益智目标

提高宝宝辨别不同气味的能力。

● 亲子互动

收集一些香水瓶、香味蜡烛、松果、咖喱粉、柠檬汁等具有芳香或刺激气味的物品。

让宝宝去闻这些不同的气味。

宝宝会根据不同的气味做出不同的反应，并会对喜欢的味道表现得非常兴奋。

爱心提示

为了防止宝宝会被浓烈的气味刺激，一定要使这些气味物离宝宝有一定距离，仅用手向宝宝扇一点儿味道。千万不要直接放在宝宝鼻子下面。

● 专家在线

到了第9个月，宝宝已经能对不同的气味表现出不同的情绪。让宝宝闻不同的味道，宝宝会逐渐记住它们，并倾向于自己所喜欢的味道，这可以培养宝宝嗅觉的敏感性。

听觉记忆智能

知道我是谁

● 益智目标

帮助宝宝提高听力，并逐渐对自己产生认知。

● 亲子互动

继续练习让宝宝认识自己的镜前游戏。妈妈抱着宝宝站在镜子前。

轻轻地叫宝宝的名字，并指着镜子里的宝宝。

然后再喊宝宝的名字，让宝宝指镜子里的自己。

逐渐地，当妈妈叫宝宝名字的时候，让宝宝指自己并看镜子里的自己。

● 专家在线

根据别人的指令去辨认事物，这是宝宝靠听觉记忆来确认事物的表现。这一阶段的宝宝，听觉发育开始突飞猛进，父母要多创造机会锻炼宝宝的听觉，并通过听觉来帮助宝宝认识和记忆一些事物。

一般来说，父母总喜欢放一些音乐或广播给宝宝听，而不愿自己哼唱。其实在锻炼宝宝听力时，妈妈的声音最能引起宝宝注意，也最能达到效果。

爱心提示

由于宝宝的听觉神经十分脆弱，所以在让宝宝听声音的时候，一定要选择分贝较低、且没有刺激的声音。

宝宝的演唱会

● 益智目标

锻炼宝宝的听力，并让宝宝保持愉快的情绪。

● 亲子互动

妈妈选一些儿童歌曲的磁带，然后放入录音机内播放，和宝宝一起欣赏。

面对宝宝，妈妈跟随录机音歌唱。

引导宝宝也跟着乐曲咿咿呀呀地唱歌，妈妈要做出动作和表情，配合宝宝的"歌唱"。

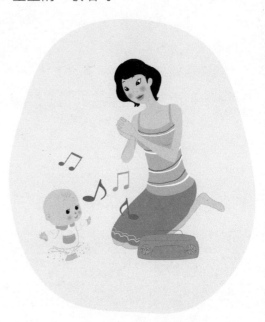

● 专家在线

只要一播放歌曲和音乐，宝宝就会跟着高声"唱"起来。这是因为，这个阶段的宝宝在听觉能力和音乐节奏感上有了非常大的提高。父母经常引导宝宝听音乐，跟着唱歌，不仅能锻炼宝宝的听力，还有助于宝宝语言智能和音乐智能的发育。

风铃轻轻响

● **益智目标**

帮助宝宝来辨别不同的声音。

● **亲子互动**

在宝宝的房间里挂上一个风铃。

在风吹动风铃的时候，或者妈妈拨弄的时候，风铃就会发出好听的声音。

宝宝这时就会专注地寻找目标，妈妈也要帮宝宝找到发声的风铃。

慢慢地，宝宝一听到风铃声，就会主动去寻找风铃。

● **专家在线**

宝宝会被风铃的声音会吸引，学会去寻找发声的物体，并会记住一些不同的物件可以发出不同的声音。

这个游戏还可以扩展开，比如带着宝宝去公园，听听鸟鸣或者去街上听听汽车喇叭的声音等，但注意不要让宝宝听分贝太高的声音，以免伤害宝宝的听觉。

● 9个月（241～270天）宝宝右脑智能测评

智能	测评项目	评分		
语言智能	能清楚地叫"爸爸"、"妈妈"，发简单的双音节词。	良好	一般	稍差
逻辑思维智能	会区分物体的大小和数量的多少。	良好	一般	稍差
数学智能	有简单的数量概念，能够理解伸出一个手指是代表"1"。	良好	一般	稍差
自然智能	对气味有一定的感觉，当闻到自己喜欢的气味时会表现得很兴奋。	良好	一般	稍差
听觉记忆智能	听到声音会主动寻找声源，并能准确地找到声源。	良好	一般	稍差

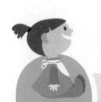

右脑开发

训练室

>>>

9个月左右的宝宝开始喜欢涂鸦，会在纸上随意画出各种形状，这是宝宝形象思维发展的表现；空间方位感表现得更强，知道里外、上下等不同方位的概念；喜欢自己动手，能配合父母穿衣服；乐于与人交往，乐于和其他小朋友一起玩游戏；能认识自己的2～3个身体部位。本月中，父母要多与宝宝玩一些富有挑战性的游戏，让宝宝的右脑在游戏中得到充分锻炼。

Baby & Mother

形象思维智能

画三角

● 益智目标

帮助宝宝认识具体图形，提高图形认知能力。

● 亲子互动

为宝宝准备一张白纸和几支彩色笔。

妈妈和宝宝一起画三角形。

画好后，妈妈还可以编个三角形的故事讲给宝宝听。

● 专家在线

9个月的宝宝开始喜欢涂鸦，虽然宝宝画得很凌乱，但是宝宝此时已有了自己的形象思维。父母要多创造机会，让宝宝自己涂画各种线条，但不要把自己的思维强加到宝宝身上，应帮助他逐渐提升对图形的认知和理解能力。

- 形象思维智能
- 空间知觉智能
- 创造性思维智能
- 肢体协调智能
- 人际关系智能
- 视觉记忆智能

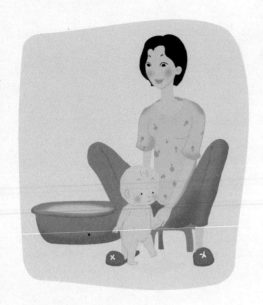

Baby & Mother

空间知觉智能

里面和外面

●益智目标

促进宝宝的立体空间感，让宝宝分清里外的区别。

●亲子互动

找一个上方开口的盒子，在里面和外面分别贴上不同的图案。

妈妈把每一个图案都指给宝宝辨认。比如，"娃娃在里边，猴子在外边"。

然后再问宝宝："娃娃在哪里？"让宝宝去寻找所指之物在哪里。

●专家在线

与宝宝玩找图的游戏，能逐步培养宝宝的空间方位感。因为盒子分六面，且有里外之分，经常让宝宝接触这些物品，能促进宝宝观察，逐渐感知。

宝宝玩腻了以后，父母可用更直观的方式训练宝宝的空间知觉。父母可以在宝宝的前、后、左、右放上不同的玩具，然后告诉宝宝，宝宝的前面是小熊、后面是小鸭子、左面是小猫、右面是小狗。这个游戏有益于宝宝对空间感的认知。

印脚印

●益智目标

促进宝宝的图形认知能力。

●亲子互动

在宝宝洗澡的时候，妈妈给宝宝准备一些干净的手纸。

让宝宝沾湿的小手或小脚在纸上按印。

妈妈还可以帮助宝宝做出不同的手形，在纸上按下不同的图案。或者找一些菜叶、树叶、水果等，让宝宝分别看看它们印在纸上会是什么效果。

●专家在线

当宝宝看到自己在纸上留下的图案时，就会产生自豪感，以后宝宝会经常把自己弄湿，故意留下印迹。或者自己找东西往纸上印。这种训练有助于培养宝宝的图案欣赏能力。

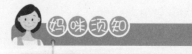

妈咪须知

父母说的同时，要引导宝宝将注意力转移到所说的玩具上，也可以让宝宝用小手摸一摸相对应的玩具，加深宝宝的直观印象。

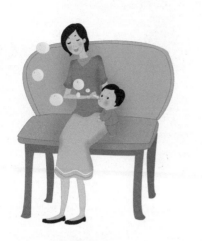

Baby & Mother

创造性思维智能

配配看

●益智目标

培养宝宝的思维创造力及手指的灵活度和专注力。

●亲子互动

妈妈找来一个盒子，在盒盖上挖两个大小不同的洞，洞口以让宝宝插入的物品的宽度为准。

把盒子和要插入的物品一起交给宝宝，让宝宝根据自己的想象力将物品插入盒子。

●专家在线

一般的积木或组合玩具常会用到重叠、插入、盖上或拔出等动作技巧，这些动作可让宝宝充分根据自己的想象去做，并能锻炼宝宝手指的灵活性。这个游戏可以运用日常生活中的一切物品。

吹泡泡

●益智目标

训练宝宝的空间观察能力。

●亲子互动

妈妈拿出塑料圈，在肥皂水中蘸一下。

在阳光下，对着蘸了肥皂水的塑料圈用力吹出很多泡泡。

重复几次，给宝宝看五颜六色的泡泡，并观察它们在空中的飘动。

将蘸了肥皂水的塑料圈放到宝宝的嘴边，让宝宝吹。

●专家在线

这个时期的宝宝好奇心很强，并喜欢模仿别人的动作，让宝宝吹泡泡不仅满足其好奇心，也能让宝宝注意到泡泡在空间中的不断变化。

爱心提示

妈妈可以边让宝宝吹泡泡，边唱儿歌：大泡泡，小泡泡，好像皮球天上跑。大泡泡，小泡泡，飞来飞去真热闹。太阳公公出来了，泡泡穿上七彩袍。

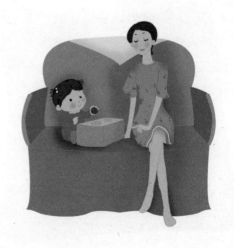

舀珠子

● 益智目标

让宝宝学会自己用勺子舀东西，不仅为自己吃饭作准备，还提高了宝宝的创造力。

● 亲子互动

妈妈给宝宝准备好两个碗和一把勺子，然后在其中一个碗内放一些珠了。

妈妈先给宝宝做示范，用勺子将珠子从一个碗舀一些到另一个碗里。宝宝对妈妈的行为会非常感兴趣，跃跃欲试。

妈妈将勺子给宝宝，让宝宝拿好，并鼓励宝宝用勺子将珠子从一个碗舀到另一个碗里。

如果宝宝做对了，妈妈要给予鼓励。如果宝宝做不到，妈妈要多示范几次。

● 专家在线

宝宝现在对一切事物和行为都充满好奇，而且喜欢模仿父母做一些事。通过上述游戏不仅能锻炼宝宝手部的灵巧性，还能为以后宝宝自己用勺子吃饭作准备，而且游戏也刺激了宝宝的创新能力，宝宝会用勺子和碗做许多动作。

爱心提示

但是父母要留意，千万不能让宝宝吞食这些珠子，以免造成危险，在游戏过后也要收好这些珠子。

⊪ Baby & Mother

肢体协调智能

拍倒转环

● 益智目标

培养宝宝的手眼协调动作。

● 亲子互动

用拇指和食指固定圆环的两侧，快速顺时针方向转动。

圆环转动起来，宝宝会目不转睛地盯着看，父母用手掌一拍，使环停止转动。

再次转动圆环时，鼓励宝宝动手去拍，把环拍倒。

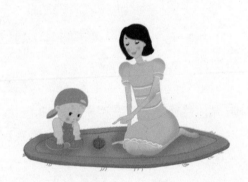

● 专家在线

这一时期的宝宝对任何事物都充满了强烈的好奇心，对父母做的事情也总是跃跃欲试想模仿。所以在这个时期，父母要利用一切合适的机会给宝宝演示动作，让宝宝试着模仿。

在游戏中，宝宝能逐渐开始学习各种器官并用，这对训练宝宝的手眼协调能力很有帮助。

刺激脚趾游戏

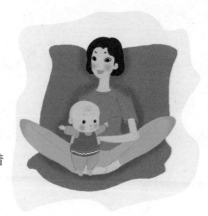

● **益智目标**

训练宝宝脚趾用力，增加对脑部的刺激。

● **亲子互动**

妈妈拉起宝宝的双手，用力让宝宝站立起来，站稳后教宝宝踮脚尖。这时，妈妈仍要扶着宝宝的手，让宝宝保持平衡。

● **专家在线**

游戏进行时间不宜过长，每天几次，如果宝宝不愿意或脸潮红不要勉强。如果学会踮脚尖，可牵着宝宝的手，让宝宝用脚尖走路前进。别忘了亲亲宝宝，并告诉宝宝："宝宝好棒！"

宝宝会穿衣了

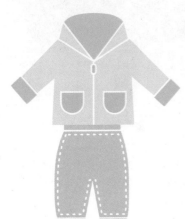

● **益智目标**

训练宝宝学会按次序做相应的动作以配合父母穿衣服，为以后自己穿衣作准备。

● **亲子互动**

妈妈在给宝宝穿衣服时，可以对宝宝说："宝宝伸手，妈妈要给宝宝穿袖子了。"在给宝宝穿裤子时，也对宝宝说："宝宝伸伸腿，小裤子穿上啦！"

当宝宝做得很好时，妈妈要马上鼓励宝宝："宝宝真聪明，一下子就穿上了。"经常在宝宝穿衣服时对宝宝说，宝宝会逐渐记住这些程序，以后不用父母告诉就能自己伸手伸腿穿衣服了。

● **专家在线**

宝宝已经能听懂并理解父母说的一些话，并愿意配合父母完成动作，这对宝宝来说是个不小的进步。这个游戏不仅锻炼了宝宝的肢体协调能力，对提高以后的生活自理能力也有所帮助。

举一反三

在刺激脚趾游戏中，让宝宝面对面坐在妈妈膝上，妈妈拉着他的双手，让宝宝的双脚顶住妈妈的膝盖，稍松手让他往后倾，再拉回向前倒，让宝宝身体一前一后，刺激宝宝的脚底。也可配合音乐边唱边玩哦。

人际关系智能

Baby & Mother

过家家

● 益智目标

让宝宝学会关怀、同情、照顾他人，提高社会交往能力。

● 亲子互动

给宝宝一条可当被子的手帕或手巾，一个布娃娃。

引导宝宝和这些玩具玩过家家，让宝宝去哄、抱布娃娃，或帮宝宝盖被子等，模仿妈妈照顾关怀宝宝的模样。

● 专家在线

学会关怀娃娃，就会关怀其他的人，善待娃娃也是宝宝学习人际关系的重要课题。

如果父母发现宝宝有摔、扔、砸娃娃的举动，一定要及时阻止，并用表情、声音或者动作告诉宝宝这样做是不对的，并给宝宝示范正确的照顾方式。

妈咪预知

宝宝现在喜欢受到表扬，他说完了话或做了动作后，希望有人喝彩。因为他懂得受到表扬是件好事，另外他的情绪也在变化，这是一种心理需要。宝宝听了表扬后，会重复自己说的话或做的动作。而且娃娃陪宝宝玩耍、陪宝宝睡觉，有时宝宝会跟娃娃说话，是宝宝日常生活中最亲密的伙伴。

拆装套塔

● 益智目标

培养宝宝的独立性。

● 亲子互动

给宝宝拿来一套套塔。

妈妈坐到宝宝能看到的地方，注视着宝宝，让宝宝一个人拆装套塔。

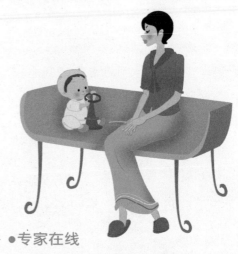

● 专家在线

9 个月的宝宝已经能自己反复操作，通过操作可以总结一些经验技能，也能学会克服一些困难了。

父母在这个时候要适时地放手，让宝宝处理一些力所能及的小困难，千万不要看到宝宝遇到一点点困难就出手相助，更不要因为宝宝示威似的哭闹就放弃，一定要让宝宝养成自己克服困难的习惯。这个游戏能培养宝宝独立的性格，使宝宝从仅仅依恋母亲转变为外界事物也感兴趣，为其日后独立生活打下基础。虽然不建议父母帮忙，但是父母在宝宝玩耍的过程中一定要始终在宝宝视线可及的范围内，给宝宝安全感。

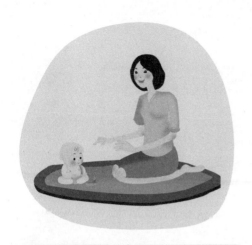

视觉记忆智能

跟妈妈一起做

●益智目标

锻炼宝宝的注意力，并训练宝宝的记忆能力及模仿能力。

●亲子互动

妈妈面对着宝宝坐下，对宝宝说："小手摇一摇。"同时妈妈要做出轻轻摇手的动作，并要求宝宝跟着做。

宝宝做完了这个动作之后，妈妈再对宝宝说："小眼睛眨一眨。"同时自己做，也让宝宝模仿。

接着妈妈再说："小脑袋摇一摇。"同时鼓励宝宝也跟妈妈一起做动作，并适当给予夸奖。

爱心提示

父母可以分几次教会宝宝做这些动作，当宝宝都学会了时，可以把儿歌连起来，一边念，一边和宝宝一起做。

●专家在线

随着宝宝完成坐、爬动作越来越熟练，他的视野大大开阔了，能灵活地转动上半身上下左右环视，注视环境中他感兴趣的一切事物。此时，父母应多与宝宝做游戏，鼓励宝宝模仿，也可以带宝宝走出家门，出去看蓝天白云、鲜花绿草、来往人群、汽车等，促进他的视听能力的发展，同时又可以培养宝宝的观察能力。

扔沙包

●益智目标

帮助宝宝锻炼上肢肌肉力量，并学会与他人交往。

●亲子互动

妈妈事先缝好一个小口袋，然后在里边装上米粒。和宝宝面对面坐好，与宝宝的距离约1尺左右，然后妈妈拿起沙包，用语言请宝宝注意，慢慢将沙包扔到宝宝面前，请宝宝接住。请宝宝捡起沙包，并将沙包再扔给妈妈。重复做此类游戏。

●专家在线

上述游戏可锻炼宝宝的上肢力量及肌肉控制能力，还能促进宝宝的空间感知能力，尤其是距离感的加强。

爱心提示

宝宝现在还不能接住沙包或准确地扔出沙包，所以妈妈不要对宝宝要求太高，只要宝宝伸手参与活动，与妈妈形成良好的互助，妈妈就要鼓励宝宝，以增强宝宝对游戏的兴趣。

可爱的小脸蛋

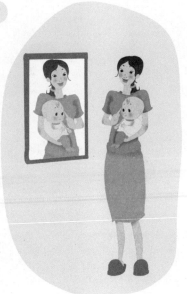

● **益智目标**

帮助宝宝认识自己的第二个或第三个身体部位，同时建立更好的亲子关系。

● **亲子互动**

妈妈抱着宝宝，面对着镜子，让宝宝可以在镜子里看到自己。

一边念儿歌一边做动作，说"小脸蛋"的同时摸宝宝的脸蛋；说"小下巴"的同时摸宝宝的下巴；继续说"小眼睛"、"小鼻子"、"我要亲亲宝宝的小脚丫"，最后亲宝宝的小脚丫。

● **专家在线**

9个月时，宝宝对外界的认识越来越多，对自己身体的认识，也开始从7个月左右认识自己的第一个身体部位，发展到现在的两至三个身体部位。用游戏不断刺激宝宝的视觉，不仅能扩大宝宝的视野，发展他的观察力，还能增强他的自我感知能力。

● 9个月（241～270天）宝宝右脑智能测评

智能	测评项目	评分		
形象思维智能	对自己按的手印会表现出兴奋的情绪，喜欢这样的游戏。	良好	一般	稍差
空间知觉智能	对里外、上下、左右的空间方位有一定的知觉，能把玩具放入箱子里再拿出来。	良好	一般	稍差
创造性思维智能	独立玩耍时，能将两种以上物体叠加到一起。	良好	一般	稍差
肢体协调智能	能熟练地爬行，并能克服一些障碍物。	良好	一般	稍差
人际关系智能	会有怯生现象，但喜欢和同龄的小伙伴一起游戏。	良好	一般	稍差
视觉记忆智能	会认真观察父母的动作，并会模仿父母的动作。	良好	一般	稍差

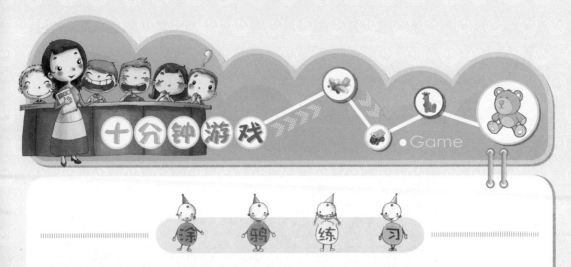

9 个月的宝宝好奇心很强，已经有了涂涂写写的欲望，并且喜欢模仿别人的动作。虽然宝宝画得很不规整，但其实宝宝已有了自己的思维定位。当宝宝看到自己在纸上留下的图案时，就会产生自豪感。下面这个游戏是父母帮助宝宝认识几个具体图形，然后鼓励宝宝对简单的图形进行临摹，帮助宝宝逐渐提升对图形的认知和理解能力。游戏虽然简单，但却可以锻炼宝宝的上肢力量及手部控制能力，还能促进宝宝的图像感知能力。

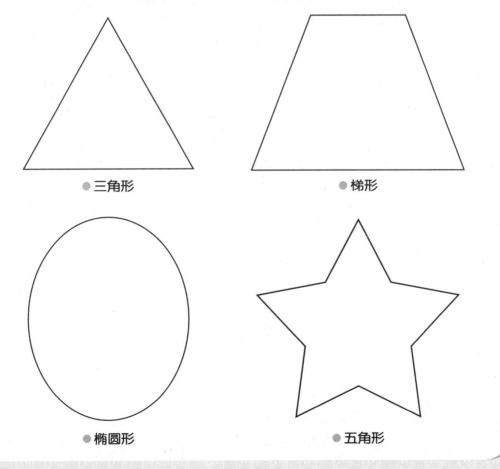

●三角形　　　　　　　　　　●梯形

●椭圆形　　　　　　　　　　●五角形

宝宝最需要的益智玩具

　　游戏是动物的天性，从原始的哺乳动物到高等动物人类都能从游戏中寻找到快乐并学习本领。比如两头小狮子相互嬉戏是为了将来能捕捉到猎物，两只袋鼠打闹玩耍是为了将来躲避天敌时能跑得更快等。所以说，游戏虽然是以玩乐为主，但在开开心心玩耍的同时也能学到很多种能力，这要远比专门、刻意地去学效果要好得多。宝宝也是一样，能在游戏中学到日后需要的每一种能力。随着游戏次数、花样的增多，宝宝的大脑结构也逐渐趋于完善。

　　有游戏就要有玩具，而在花样繁多的玩具中，益智类玩具对宝宝成长的帮助是最大的。益智玩具，顾名思义就是可以让孩子在玩的过程中开发智力的玩具。这种游戏能刺激宝宝感官功能的发展，比如一些颜色鲜艳、线条曲折的玩具就能给宝宝视觉上的刺激，而会发出声音的玩具又能给宝宝以听觉上的锻炼；益智玩具还能帮助宝宝练习社交活动，通过和同伴一起玩玩具，宝宝能在不知不觉间发展自己的社会关系，学习与人相处，为日后融入社会作准备。总的来说，益智玩具是辅助孩子认识世界、适应社会的有效工具。

◆下面列举了对宝宝成长最有帮助的几种益智玩具：

01　响铃

　　"响铃"能启发宝宝视觉、触觉、听觉甚至是味觉的发展。宝宝把"响铃"拿在手中的时候，可以感受将它拿在手上的触觉；用眼睛看"响铃"的颜色，可以促进宝宝视觉的发展；摇动"响铃"，可以促进听觉的发展；一些无毒的专门为婴幼儿设计的"响铃"，甚至还能让宝宝尝尝玩具的味道。

02　小皮球

　　小皮球能帮助宝宝加快肢体协调能力的发展、视觉的发展、手部肌肉的发展以及逻辑思维的发展。宝宝在玩皮球的过程中，目光会随着皮球的移动而移动，这样便锻炼了宝宝的视觉；在追小皮球的过程中，宝宝又锻炼了肢体协调能力；如果皮球落到了桌子底下、凳子后面，宝宝就要想办法爬进去或者绕过去把球取回来，这锻炼了宝宝的逻辑思维能力；不断取球、拿球、扔球的过程也是锻炼宝宝手部肌肉的过程。

03 积木

宝宝在成长过程中接触最多的可能就是积木了。通过积木，宝宝能认识包括正方形、圆形、三角形在内的很多图形；还能认识红色、黄色、绿色等诸多颜色；有的积木上面还会标有简单的英文字母，所以宝宝还能在不知不觉中培养对英文的兴趣。堆砌积木的过程，还能锻炼宝宝的思维能力和肢体控制能力。

04 复合形状盒

复合形状盒是用来训练宝宝观察物品形状能力的玩具，通过把玩这种玩具，宝宝可以明白一种形状的开口只能让同一形状的物品通过。复合形状盒除了锻炼宝宝认知形状的能力之外，在宝宝发现不同形状的物品不能放到开口里时，还训练了宝宝的思考能力。

05 娃娃

宝宝在有了自己的个性表现之后，就应该拥有一个属于自己的布娃娃了。宝宝们可以对布娃娃表达自己的想法，和布娃娃"沟通"，用和布娃娃的互动来模仿日常生活中的情景。特别是女孩子，在有了布娃娃之后她就可以像妈妈照顾自己那样去照顾布娃娃。通过和布娃娃做游戏，培养宝宝的爱心和责任心。

06 叠杯

对于稍大一点的宝宝来说，叠杯是一个魔力无穷的玩具。既可叠成高塔，又可缩成一只单杯，还可把小积木或其他小东西藏在叠杯内再寻找一番。这个游戏能让宝宝知道有些东西虽然看不见，但却是真实存在的，改变宝宝单一的思维方式，扩大宝宝的思维视野。

07 图书

宝宝再大一点的时候，妈妈就可以给宝宝读图书了。读图书的游戏既能训练宝宝专一的态度，又能同时训练宝宝的视觉和听觉。在妈妈读图书的过程中，还可以要求宝宝进行简单的短句复述，锻炼宝宝的语言表达能力和记忆能力。故事是有内在逻辑性的，所以给宝宝读图书还能锻炼宝宝的逻辑思维能力。

做游戏时，如果宝宝遇到困难，父母可以给予适当的启发和建议。但不能直接代替宝宝解决问题，要让宝宝在实际的思考和操作中积累经验。

Part
10

聪明宝宝身体发育一览表

第十个月 271~300天

宝宝的发声能力愈发的强了
高兴的时候就"啊～～～"两句，还带拐弯的呢
妈妈再鼓励宝宝一下
宝宝就兴奋地"啊～～～"引吭高歌
当看到电视上她喜欢的节目时
宝宝的小手也会在空中摇啊摇的
柔软的小手腕还转圈呢
可爱的宝宝
妈妈给了你生命
你在妈妈的心中常驻了一道缤纷的彩虹

● 宝宝左脑、右脑智能测评标准

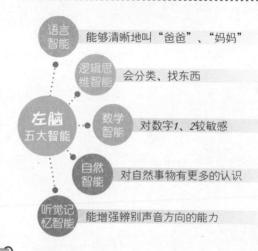

语言智能　能够清晰地叫"爸爸"、"妈妈"

逻辑思维智能　会分类、找东西

左脑 五大智能

数学智能　对数字1、2较敏感

自然智能　对自然事物有更多的认识

听觉记忆智能　能增强辨别声音方向的能力

形象思维智能　能在一些不同的图片中找出指定的图片

空间知觉智能　能从不同的方位取物

创造性思维智能　能够配合妈妈一起穿衣服

右脑 六大智能

肢体协调智能　能较自由地指挥自己的手脚

人际关系智能　能用较多种肢体语言表达自己的意识

视觉记忆智能　能够分辨明显不同的事物

 Baby & mother
本月训练重点

学会独自站立，单手牵着时能迈步行走。
能够准确地抓取东西。
能够发出更多不同的咿呀声。
能同父母一起吃饭，会拿勺子学吃。
能配合妈妈穿衣服。

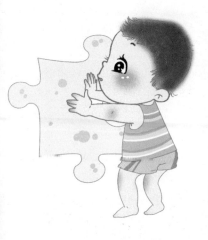

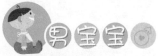男宝宝

身高	平均 72.7 厘米 (67.9 ~ 77.5 厘米)
体重	平均 9.29 千克 (7.23 ~ 11.36 千克)
头围	平均 45.5 厘米 (43.0 ~ 48.0 厘米)
胸围	平均 45.6 厘米 (41.6 ~ 49.6 厘米)
前囟	平均 1×2 厘米
牙齿	平均 0 ~ 4 颗

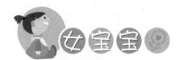女宝宝

身高	平均 71.3 厘米 (66.6 ~ 76.1 厘米)
体重	平均 8.75 千克 (6.71 ~ 10.79 千克)
头围	平均 44.5 厘米 (42.1 ~ 46.9 厘米)
胸围	平均 44.4 厘米 (40.4 ~ 48.4 厘米)
前囟	平均 1×2 厘米
牙齿	平均 0 ~ 4 颗

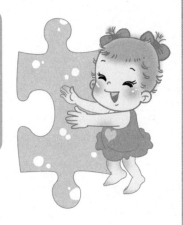

您的宝宝的身体发育记录

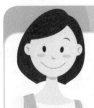

第271天身高	（厘米）	第271天胸围	（厘米）
第271天体重	（千克）	第271天前囟	（厘米）
第271天头围	（厘米）	第271天牙齿	（颗）

左脑开发

第十个月（271～300天）

训练室

>>>

进入第10个月的宝宝，有些已经能叫"爸爸"、"妈妈"，能认识3～4个自己的身体部位，喜欢与父母"对话"；喜欢玩找东西的游戏，乐意模仿父母的行为；对数字尤其是"1"、"2"等逐渐敏感起来；会配合父母穿衣，能自己尝试着捧杯喝水；对各种声音充满兴趣，并会对喜欢的声音表现出愉快的情绪。本月，父母应训练宝宝多说话，多认东西，多做能刺激宝宝思考的游戏，提升宝宝的好奇心。

⊕ Baby & Mother 🍼

语言智能

宝宝要说话 ·····

●益智目标

进一步培养宝宝的语言能力。

●亲子互动

宝宝此时基本已经能喊出"爸爸"、"妈妈"，父母不妨引导宝宝发出更多不同的声音和语言，如"姑姑"、"爷爷"、"喝喝"、"饭饭"等，来表达自己的情感。当宝宝模仿着发出其他语言词汇时，妈妈要及时鼓励宝宝："宝宝好棒啊，我们的宝宝会说话了。"

●专家在线

随着宝宝不断的成长，他已经学会使用语言替代哭声来表达自己的情感。宝宝所发出的每一个音节都是有目的的，在这个时候，父母多鼓励宝宝说话，有助于宝宝对语言的应用。

- 语言智能
- 逻辑思维智能
- 数学智能
- 自然智能
- 听觉记忆智能

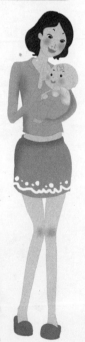

聪明的宝宝会答话

● 益智目标

　　训练宝宝用声音答话，提高其语言理解能力。

● 亲子互动

　　妈妈在叫宝宝吃饭或者做游戏时，可以随时叫宝宝的乳名，宝宝会寻找声音，看是谁在叫自己。

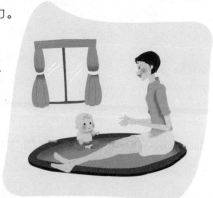

　　当宝宝目光转向妈妈时，妈妈可以帮助宝宝回答："哎。"慢慢地，宝宝再听到有人叫自己的名字，也会学着用"哎"作答。

● 专家在线

　　宝宝此时的学话能力增长很快，上述游戏能帮助宝宝练习发音和应和。实际上，父母和宝宝经常进行声音应和，不仅能提高宝宝的语言水平，还不会让宝宝感到寂寞，有助于宝宝身心的发育。

用姿势表示语言

● 益智目标

　　训练宝宝用不同的姿势表示语言，提高宝宝的语言交流能力及人际交往能力。

● 亲子互动

　　当妈妈要宝宝递来一件玩具时，要做出拱手的姿势，并对宝宝说："谢谢，谢谢。"当宝宝要动不能动的物品，比如盛有热水的杯子，妈妈要及时对宝

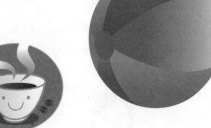

宝做出摇头或摆手的姿势，并对宝宝说："宝宝不能动，烫。"妈妈可以和宝宝对话，比如对宝宝说："宝宝乖不乖？"然后做出点头的姿势回答说："是的，宝宝好乖。"

● 专家在线

　　宝宝在8个月已学会抓挠等动作表示语言，父母以此为基础可以在本月训练宝宝学习用更多的姿势表示语言，如握手、拱手、碰头等。一般来说，10个月左右的宝宝能用5～7种姿势表示语言。会用姿势表示语言的宝宝很受人欢迎，语言智能的提高也较快，而且以后也能与他人建立良好的人际关系。

▶ Baby & Mother

逻辑思维智能

听音乐转手腕

● 益智目标

提高宝宝解决问题的能力。

● 亲子互动

妈妈在宝宝面前通过转动手腕使拨浪鼓响起来，这时把拨浪鼓递到宝宝手上。

让宝宝学着妈妈的样子转动手腕。

当宝宝学会转动手腕使拨浪鼓响起来之后，妈妈用拍手打出音乐节拍，并让宝宝也用拨浪鼓随之响应。

● 专家在线

如果宝宝从小就喜欢音乐，当父母边听音乐边打拍子的时候，宝宝也会跟着一起做。这个游戏在反复多次以后，宝宝就会发现只有转动手腕的方法才能使拨浪鼓响起来。这样宝宝就会逐渐地掌握其声音与动作的内在关系。

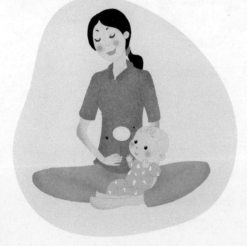

小小分装站

● 益智目标

帮助宝宝认识不同的物品，培养宝宝的归类能力。

● 亲子互动

给宝宝准备两个空盒子，三个水果，三个玩具，并将这些东西放在宝宝面前。

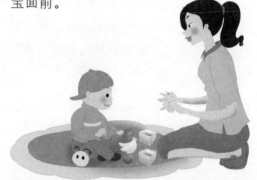

妈妈手持一个盒子，对宝宝说："把水果放在盒子里。"并指导宝宝完成。当宝宝能自己做对时，一定要给予宝宝赞赏。再拿起另一个盒子，让宝宝把玩具放进去。最后将两个盒子摆在一起告诉宝宝，这个盒子里装的是水果，那个盒子里装的是玩具。

● 专家在线

这一游戏主要是培养宝宝的归纳总结以及判断分类等逻辑思维智能。

爱心提示

虽然宝宝对吃的东西和玩的东西有一定的意识，但在具体操作时，由于对物品不熟悉或因手的控制能力不足，以及对指令的理解不足，很可能在分类时出错。因此，在游戏中，妈妈要不断地纠正，帮宝宝分类。

拉绳找玩具

● 益智目标

训练宝宝的判断能力。

● 亲子互动

妈妈当着宝宝的面，将宝宝喜欢的玩具用一根绳子拴好，然后将玩具放在桌子上离宝宝较远的地方。

妈妈再找来两根绳子，放在与挂玩具的绳子平行的位置，然后对宝宝说："宝宝来拉拉看，看看能不能拉到玩具。"

如果宝宝拉错了，妈妈可以做一下示范，然后再让宝宝来拉绳子。宝宝拉对后，一定要给予宝宝鼓励。

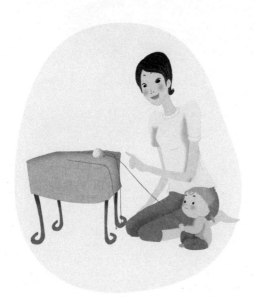

● 专家在线

宝宝在 10 个月时，分析判断能力逐渐增强。上述游戏能帮助宝宝知道利用物品充当工具也能达到目的，是宝宝使用工具的开端，从而进一步发展宝宝的分析判断能力，提高其逻辑思维智能。

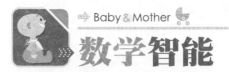

数学智能

套杯子

● 益智目标

让宝宝感知杯子的数量关系，初步形成对数的概念。

● 亲子互动

把 5 个规格相同的纸杯一字摆放在宝宝的面前。

妈妈从一侧拿起一个纸杯，放在最后一个纸杯上，并一边数着一、二、三……然后依次拿起纸杯放上去，演示给宝宝看。

让宝宝学着妈妈的样子自己做，妈妈要为宝宝数数。

● 专家在线

虽然宝宝在数量上还不能有明确的概念，但对一个和多个已经开始有明确的认识。

当宝宝把所有杯子套到一起时，似乎所有的杯子都变成了一个杯子，此时宝宝就会感知到数量的增多和减少的关系。

爱心提示

选择纸杯时要尽量选高度小的，纸杯的颜色各有不同。在游戏中，要一边套杯子，一边数数，加强宝宝对数字的认识。

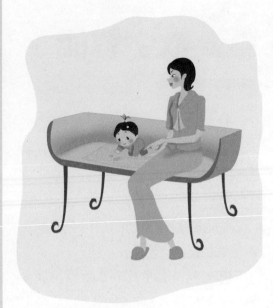

小豆豆放入大杯子

●益智目标

帮助宝宝分清大小，知道小的东西可以放入大的容器里面。

●亲子互动

妈妈准备好几个珠子和一个大的杯子或瓶子。

妈妈和宝宝坐好，然后和宝宝一起将珠子装入大的杯子或瓶子中，并告诉宝宝："我们一起把小珠子放入大杯子内。"

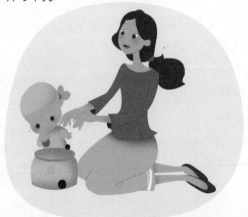

捡豆豆

●益智目标

教宝宝练习数1、2，强化数字概念。

●亲子互动

在床上铺上纸张，把蚕豆放在纸上，妈妈同宝宝一起把蚕豆捡到瓶子里。

当宝宝用手指把蚕豆逐粒放入瓶中时，妈妈要在一边数 1、2 这两个数，每捡两颗记一次数。

●专家在线

练习用食指和中指捡东西放入瓶中，可锻炼宝宝自由控制手指的能力，也可培养宝宝数数的能力。

蚕豆对于这个时期的宝宝来说还是比较不好消化的，所以建议父母在游戏结束后及时收走，以免宝宝噎住，产生危险。或者也可以用棉花糖之类较软的物体代替。

将珠子从杯子中倒出来，再引导宝宝来装。

●专家在线

通过这个游戏，可以训练宝宝分清大小的能力，知道大的容器可以装小的物品，从而丰富数学概念。

宝宝玩腻了之后，妈妈可以改用其他方式和宝宝做这个游戏。比如可以将一个小的动物玩具放到盒子里，告诉宝宝，这个小动物回家啦，然后让宝宝模仿妈妈的动作，也把玩具放进盒子里。

Baby & Mother

自然智能

踩影子

●益智目标

认识影子，提高宝宝的自然认知能力。

●亲子互动

在阳光明媚的天气里，把宝宝带到户外，引导宝宝看自己或别人的影子。

然后抱着宝宝一起玩踩影子的游戏，并一边为宝宝唱歌："我在哪，你在哪，你是一个小尾巴。"

●专家在线

在宝宝刚刚学步时，这是一个很好的游戏，它可以提高宝宝走路的兴趣。更重要的是，能帮助宝宝多认识一些自然界的新东西，比如影子，让宝宝知道，影子在太阳下和自己总是不分离的。

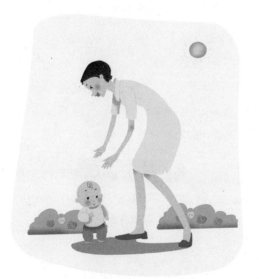

Baby & Mother

听觉记忆智能

钢琴演奏

●益智目标

通过敲击钢琴或电子琴让宝宝感受不同的声音。

●亲子互动

妈妈为宝宝准备一架玩具小钢琴或电子琴。

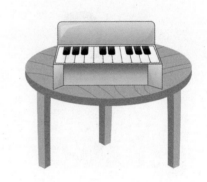

将钢琴放在桌子上，妈妈握住宝宝的手，在琴键上随意敲击、拍打。

妈妈也可以握住宝宝的手，用宝宝的食指敲击琴键，弹出一定的旋律。

●专家在线

敲打是宝宝的天性，这个时期的宝宝对自己弄出来的声音非常感兴趣，并且对不同的声音也有了一定的敏感性。这个游戏可以通过敲打发出的乐声刺激宝宝的听觉和音乐美感。

模仿动物叫 ·········

●益智目标

进一步认识生活中的各种小动物，并对它们进行更全面的了解。

●亲子互动

给宝宝找一些生活中经常见到的小动物的图片。

比如给宝宝看一幅小狗的图片，告诉宝宝："小狗小狗，汪汪汪。"

当宝宝可以发现类似的声音时，妈妈可以说："小狗小狗……"然后等待宝宝说："汪汪汪。"

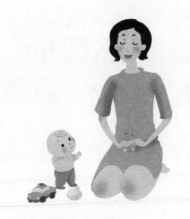

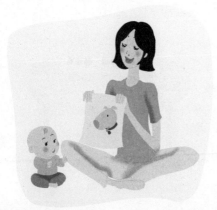

●专家在线

通过了解各种动物的不同叫声，使宝宝记忆一些小动物更容易些，也能从声音方面提高认知能力。因此，父母平常有机会要多带宝宝听一听真实的动物叫声，宝宝会有深刻的印象，学起来也会容易很多。

> **爱心提示**
>
> 我们还可以教宝宝说："小鸡小鸡，叽叽叽；小鸭小鸭，嘎嘎嘎；小牛小牛，哞哞哞；小羊小羊，咩咩咩……"

玩具的叫声 ·········

●益智目标

根据声音来辨别和确认正在发声的玩具。

●亲子互动

给宝宝拿来几种可以发出不同声音的动物玩具。

让宝宝自己将动物玩具弄出声音，并听它们发出的不同声音。

然后把它们放到一起，妈妈让其中一个玩具发出声音，让宝宝来确认是哪个玩具发出的声音。

●专家在线

声音的记忆也会促进宝宝的认知能力和语言的发展。当宝宝可以辨别出不同的声音时，就会通过声音记下不同的形象。

> **爱心提示**
>
> 这个游戏需要多次反复地训练，才能使宝宝对动物的声音有所记忆。也不要一次让宝宝面对太多的玩具，且最好是它们发出的声音有较为明显的区别。

感受音乐

● 益智目标

通过听音乐刺激宝宝的听觉灵敏性，并加强宝宝对语言的进一步了解及对情感的表达。

● 亲子互动

用《雅克兄弟》的曲调唱下面的歌，并伴以一定的动作："你开心吗？你快乐吗？我开心，我快乐。开心，开心，开心，快乐，快乐，快乐。笑，笑，笑，笑，笑，笑。"妈妈脸上同时要露出开心的微笑。

游戏的时候也要让宝宝与妈妈一起互动。

● 专家在线

宝宝喜欢自然界中的声音和音乐，乐于寻求周围环境中的各种声响，经常会沉溺于美妙的音乐之中。这时，宝宝对音乐的记忆也有一定的优势。通过音乐的节奏感，可以让宝宝记下很多东西。当我们再一次放音乐的时候，宝宝很可能就会不自觉地去做动作。

● 10个月（271～300）宝宝左脑智能测评

智能	测评项目	评分		
语言智能	能比较清晰地叫"爸爸"、"妈妈"，能发出更多的咿呀声。	良好	一般	稍差
逻辑思维智能	学会分类、找东西，能模仿父母做游戏。	良好	一般	稍差
数学智能	对轻重、大小有感觉，并对数字1、2较敏感。	良好	一般	稍差
自然智能	对自然事物有更多的认识，能够对照着去找相似的东西。	良好	一般	稍差
听觉记忆智能	能够分辨出不同的节奏，对不同的声音能敏感地作出反应。	良好	一般	稍差

右脑开发

第十个月（271～300天）

训练室

>>>

10个月的宝宝，对认识图形、图像更有兴趣，甚至能结合图形认识简单的汉字；空间方位感更强，能清楚地分清上、下、前、后等方位；开始有了初步的生活自理能力和创造能力，喜欢探索自己感到迷惑的问题，并能自己安静地想一会儿问题；手部动作更加灵活，会翻书，能在父母的帮助下学走路；喜欢帮父母的忙，并能用多种肢体语言表达自己的意识。本月，父母应帮助宝宝多练习拇指与食指的捏取能力，学习更为精细的动作；并帮助宝宝锻炼腿部肌肉力量，为下一步学习走路作准备。

⇨ Baby & Mother

形象思维智能

找找看 ····················

● 益智目标

训练宝宝从不同的图片中找出所要的图片，刺激图形认知能力。

● 亲子互动

为宝宝准备一大堆平时所熟悉的物品的图片。

如果宝宝认识小猫，妈妈可以问宝宝："喵喵叫的小花猫在哪？"让宝宝找出并确认小花猫的图片。

当宝宝找对了的时候，妈妈要给予鼓励，并接着找下一个。

● 专家在线

宝宝从一大堆图片中找出父母所要的某些图片，这就确认宝宝已经认识了这几种东西，父母要经常帮助宝宝记忆和认识更多的东西。

- 形象思维智能
- 空间知觉智能
- 创造性思维智能
- 肢体协调智能
- 人际关系智能
- 视觉记忆智能

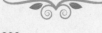

学认颜色 ⋯⋯⋯⋯⋯⋯

● **益智目标**

让宝宝初步认识红色。

● **亲子互动**

妈妈第一次为宝宝拿出两个颜色有差异的红色玩具，如深红色与浅红色。妈妈指着其中一个玩具说："这是红色。"再指着另一个玩具说："这也是红色。"让宝宝确认完了以后，接着问宝宝："哪个是红色？"宝宝的回答很可能会指着其中一个，这时妈妈要拿出一些不是红色的玩具对宝宝说："这些不是红色。"

● **专家在线**

认识颜色是要建立一个共性概念，红色可以形容许多东西。当宝宝看到红色的在一起全是一色，而其他的却不是，慢慢地宝宝就会明白什么是红色了。很快，宝宝就会将红色与其他颜色区分开来。

Baby & Mother

空间知觉智能

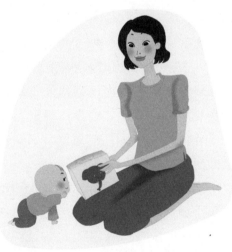

 爬着找图

● **益智目标**

提高宝宝的位置判断能力。

● **亲子互动**

妈妈找来一个大一些的包装盒，在包装盒的六面分别贴上动物图，比如小猫、老虎、大象等。引导宝宝来看盒子上的图画，比如对宝宝说："宝宝来找找大象在哪里？"宝宝会爬着去找大象。当宝宝找到后，要鼓励一下宝宝，然后再引导宝宝爬着去找其他动物，如老虎。

● **专家在线**

几次训练后，宝宝会逐渐记住盒子上各个图片的位置，当妈妈让宝宝去找某个动物时，宝宝很快会变换位置找到。通过这个游戏，不仅能让宝宝学习新事物，记住每个图的名称，还能帮助宝宝辨识方位，拓展宝宝的空间智慧。

Baby & Mother

创造性思维智能

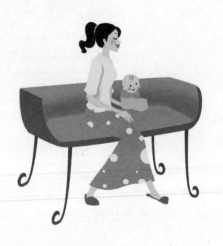

脱帽子游戏

●益智目标

训练宝宝解决问题的能力，同时提高生活自理能力。

●亲子互动

妈妈把帽子戴在宝宝头上，对宝宝说："宝宝的帽子好漂亮哦！能不能给妈妈拿下来看看？"鼓励宝宝将帽子摘掉，如果宝宝做不到，妈妈可以握住宝宝的手，和宝宝一起把帽子摘下来。几次训练后，宝宝就能自己戴帽子和摘帽子了。

●专家在线

到了第 10 个月，宝宝开始有意识地将帽子摘掉交给父母。而且，宝宝还会模仿父母，将帽子到处挂。对此，妈妈可给宝宝准备一个宝宝专用的挂钩，引导宝宝将帽子挂上去。经常这样鼓励宝宝做事，不仅能培养宝宝的自理能力，还能训练宝宝的创造性思维。

伸手进洞洞

●益智目标

鼓励宝宝的探索心理，帮助宝宝认知三维空间。

●亲子互动

为宝宝准备一个 40 多厘米高的纸箱子，在五个面上挖出大小不同的洞。

将玩具放入箱内，妈妈伸手到里面翻搅玩具，并让它们发出声音，选中一件玩具，然后说："这是什么呀？圆圆的轻轻的，软软的。"

然后把这件玩具拿出来，说："原来是个圆球球。"这时的宝宝会自然把手伸进去摸东西，妈妈要在一旁说："宝宝摸到什么了呀？"引导宝宝从不同的角度去摸玩具。

●专家在线

宝宝在 10 个月时，逐渐有了深度知觉智能，也就是有了立体知觉，对立体物体或是两个物体前后的相对距离有了感知。

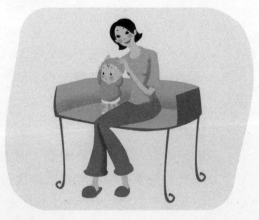

玩沙子

●益智目标

利用沙子的可塑性，培养宝宝的创造能力。

●亲子互动

准备一个小桶，一把小铲子，一个小模子，帮宝宝把潮湿的沙子装进小桶里。

然后把沙子倒出来，并教宝宝用模子做"馒头"，或是堆"大山"。

也可以鼓励宝宝自由地进行其他的制作。

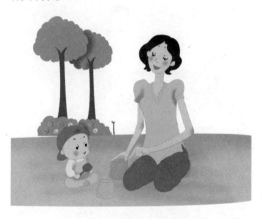

爱心提示

在宝宝玩沙土的时候，一定要守在宝宝的身边，防止宝宝把沙土弄到眼睛里和嘴里。

●专家在线

10个月的宝宝，手部的动作越来越精细，他们也能利用手边的一些工具做出一些自己想做的事情，这时父母要多带宝宝到户外接触一些新的事物，并给宝宝一个自由发展的空间，让宝宝在玩的过程中逐渐提高创造能力。

Baby & Mother
肢体协调智能

蹲下捡物

●益智目标

平衡身体，促进身体各部位的协调能力。

●亲子互动

宝宝会单手扶物走路时，妈妈将玩具放到宝宝的脚旁，引诱宝宝蹲下来捡玩具。

宝宝会一只手扶着东西蹲下来，另一只手去捡玩具，然后再站起来。

有时宝宝会因急着捡玩具而摔倒，妈妈要在一旁看护并帮助宝宝来完成。

●专家在线

8个多月的宝宝学会自己扶着东西，双脚分开并努力要站起来。到了第10个月，宝宝学会双手扶着东西站立并学走路，接着就可单手扶物向前移动，这时可教宝宝蹲下再站起来的动作。蹲下捡物是应用上下肢协调及手、眼配合较复杂的运动，每个宝宝的成长规律不同。如果宝宝还不会，妈妈只要耐心教导，过一些时日宝宝也一定能学会。

爱心提示

如果宝宝不敢蹲下来，不要勉强，可以牵着宝宝的一只手，让他用另一只手去学捡物。先让宝宝适应蹲下和站起来的动作，渐渐地宝宝就会独立扶着家具或其他物品蹲下去捡东西了。

和妈妈跳舞

●益智目标

训练宝宝双腿的力量，帮助宝宝学习走路。

●亲子互动

让宝宝坐好，妈妈拉住宝宝的双臂，将宝宝拎起来。

扶宝宝站好，然后将宝宝的双脚分别放在妈妈的双脚上，妈妈的双手拉住宝宝的双手。待宝宝在妈妈的脚上站稳后，妈妈喊着口号，如"1、2、1"，带动宝宝一起迈步向前走。

●专家在线

10个月的宝宝就要学习走路了。为了帮助宝宝尽快学会走路，妈妈可以和宝宝经常玩这个游戏。这个游戏不仅能锻炼宝宝的腿部力量，而且能让宝宝在愉快的气氛中顺利学会走路。虽然宝宝已经能在妈妈的帮助下站起来，但每次的练习时间最好不要超过10分钟。

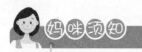

妈咪须知

这一时期，宝宝四处爬行，其运动量在不断增大，因此也较容易出汗，衣服脏得很快。如果衣服被汗水湿透，不仅容易感冒，而且还容易引发皮炎，所以要经常给宝宝换衣服。在给宝宝挑选衣服的时候，应当选择吸汗性比较好的棉布衣服。宝宝的衣服不要太紧，也不要太松，这样才能便于宝宝活动。此外，还要养成在室内给宝宝穿薄衣服的习惯。

Baby & Mother
人际关系智能

快递宝宝

●益智目标

训练宝宝给别人递物品，提高宝宝的社交能力，扩大宝宝的生活空间。

●亲子互动

妈妈坐在床头，然后对宝宝说："宝宝把那边的小熊玩具给妈妈拿来。"宝宝会爬过去将玩具拿给妈妈。

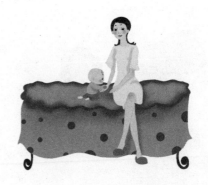

妈妈接过玩具时，别忘了要夸奖宝宝："宝宝真能干。"得到妈妈的夸奖，宝宝会更愿意帮妈妈拿东西。也可以让宝宝拿两件东西给爸爸和妈妈分一下，比如拿两个苹果，一个给爸爸，一个给妈妈。宝宝有时会舍不得给，这时父母不妨拿一件宝宝喜欢的玩具和宝宝交换。

●专家在线

从小和宝宝玩这样的游戏，可帮助宝宝养成愿意与人分享的好习惯，而且宝宝也能在游戏中体会到帮助别人的快乐。

捧杯喝水

●益智目标

帮助宝宝练习捧杯喝水，为以后用杯子喝奶作准备，训练其独立性。

●亲子互动

为宝宝准备一个轻巧且光滑的杯子，在杯内放上宝宝爱喝的饮料，递给宝宝。

妈妈帮宝宝扶正，放到嘴边，并控制角度和方向。

然后引导宝宝自己喝。

●专家在线

此时的宝宝已经具备了自己用杯子喝水的能力了，父母应该多锻炼宝宝使用杯子，使其相关的几个部位：手、嘴、眼等相互协调，还能锻炼手的力量和控制力。让宝宝自己喝，一改过去的喂食，宝宝也会很高兴，进而学会独立做事。

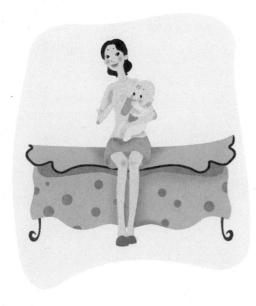

爱心提示

在宝宝自己喝水的时候，父母需要在身边照看着，喝水的量不要太多，防止宝宝呛水。

学会肢体语言

●益智目标

学会用多种动作来表示语言，训练宝宝与外界交流的能力。

●亲子互动

在宝宝吃饱的时候，让宝宝拍拍肚子表示吃饱了，妈妈在一边说："拍拍肚子吃饱了。"

在和家人分别时，让宝宝与家人挥挥手表示告别，妈妈要在一边教宝宝说："再见！"

在宝宝看到小鸟及其他小动物飞的时候，让宝宝用双臂做飞的动作，妈妈一边说："天上的小鸟飞呀飞。"

看到小虫子飞时，让宝宝双手食指点点再扬开，妈妈一边对宝宝说："虫虫飞飞。"

●专家在线

父母要经常用肢体语言与宝宝对话，丰富宝宝的语言智能。在宝宝还不能用真正的语言来表示事物时，学会做多种肢体语言，才能让宝宝善于与外界交往，也能懂别人的意思。每当宝宝做到一个肢体语言时，父母都要给予赞美，这样宝宝听到的词汇就会越来越多，更乐于与人交往。

Baby & Mother

视觉记忆智能

哪个是洞洞

● 益智目标

锻炼视觉的观察和判断能力。

● 亲子互动

给宝宝找一个 30 厘米长的纸盒子，在盒子的外面画上许多圆圈，同时也在圆圈中夹杂着七八个大小一致的洞。和宝宝一起找哪个圆圈是可以戳的，并对宝宝说："宝宝快来找一找，看看哪个圆圈是洞洞。"妈妈可以在另一面也戳进手指，当宝宝戳进手指时，妈妈要说："二拇弟你好啊！"然后握握宝宝的手指。

● 专家在线

近 10 个月大的孩子可用自己的手指进行很多不同的探索，这个游戏可以锻炼宝宝手指的独立动作，也锻炼宝宝手眼的协调性以及宝宝的视觉判断能力。

● 10个月（271～300天）宝宝右脑智能测评

智能	测评项目	评分		
形象思维智能	对红色有所认识，能在一些不同的图片中找出指定的图片。	良好	一般	稍差
空间知觉智能	能从不同的方位在方形的箱子里取物，并能够在空间里找到所要的目标。	良好	一般	稍差
创造性思维智能	能够配合妈妈穿衣服，会通过摇盒子的方法取到里面的东西。	良好	一般	稍差
肢体协调智能	能在妈妈的帮助下蹲下取物，并能较自由地支配自己的手脚。	良好	一般	稍差
人际关系智能	能用三四种肢体语言表达自己的意识，学会使用杯子喝水。	良好	一般	稍差
视觉记忆智能	能够分辨明显不同的事物，比如纸盒上的洞和圆圈。	良好	一般	稍差

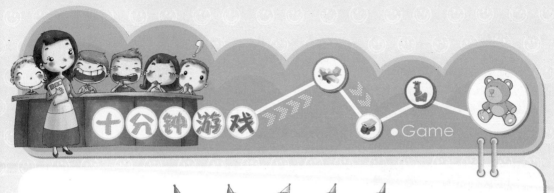

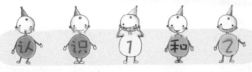

认识1和2

宝宝 10 个月时，就已经可以初步理解"1、2"的概念了。不过，宝宝还是需要父母具体、形象地讲解，才能更加明确"1、2"的概念。妈妈和宝宝一起游戏时，先指代表 1 的图案给宝宝，然后伸出一根手指，代表"1"。重复多次后，妈妈再伸出一根手指，让宝宝去指，看宝宝是否能指对。如果宝宝指对了，妈妈要及时给予宝宝鼓励，让宝宝知道自己对了，然后再用同样的方法教宝宝认识"2"。通过上述游戏，能加深宝宝对数字的理解，丰富他的数学智能，刺激左脑的发育，使宝宝对数字的感觉从抽象化转变为具体化。

●一只小蜜蜂

●两只小蜜蜂

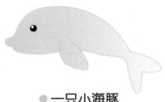

●一只小海豚

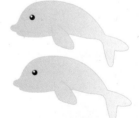

●两只小海豚

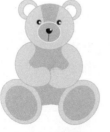

●一个玩具熊

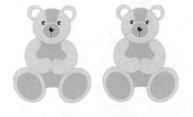

●两个玩具熊

Part

11

聪明宝宝身体发育一览表

第十一个月 301~330天

宝宝健康地迈进十一个月了
再过一个月就一岁了
想想真是很快呀
好像昨天才刚刚出生
今天就已经能扶着墙满屋子地走了
面对抱起来已经有些吃力的宝宝
妈妈甚至会希望宝宝长慢点
这样妈妈就可以多抱抱你了

● 宝宝左脑、右脑智能测评标准

 语言智能　能听懂日常生活中经常接触的、简单的话

逻辑思维智能　能够找到被藏起来的物品

 左脑五大智能

数学智能　对1、2、3的大小的含义有了较深理解

自然智能　知道早上和晚上的时间概念

 听觉记忆智能　对声音的高、低音较为敏感

Baby & mother
 本月训练重点

训练宝宝自己站稳。
能认准圆形。
手部动作更加精确，能把物体放在自己期望的位置上。
听懂常用的话语，能模仿大人发音。
能爬上台阶。

形象思维智能　能够分清楚3种纯色

空间知觉智能　知道对前后、上下方位的变化

 创造性思维智能　懂得绕开障碍物

 右脑六大智能

肢体协调智能　能够独立站立，扶着物体学走路

 人际关系智能　开始尝试和小朋友交换玩具

 视觉记忆智能　能从很多的物品中找到想要的东西

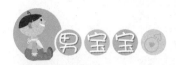

男宝宝

身高	平均 73.9 厘米（68.94 ～ 78.9 厘米）
体重	平均 9.54 千克（7.50 ～ 11.58 千克）
头围	平均 45.8 厘米（43.2 ～ 48.4 厘米）
胸围	平均 45.9 厘米（41.9 ～ 49.9 厘米）
前囟	平均 1×1 厘米
牙齿	平均 0 ～ 6 颗

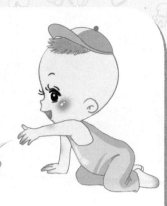

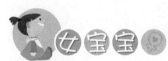

女宝宝

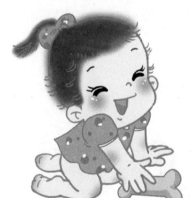

身高	平均 72.5 厘米（67.7 ～ 77.3 厘米）
体重	平均 8.96 千克（7.02 ～ 10.09 千克）
头围	平均 44.8 厘米（42.4 ～ 47.2 厘米）
胸围	平均 44.7 厘米（40.7 ～ 48.7 厘米）
前囟	平均 1×1 厘米
牙齿	平均 0 ～ 6 颗

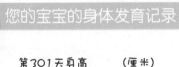

您的宝宝的身体发育记录

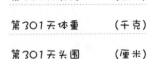

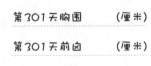

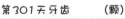

第301天身高	（厘米）	第301天胸围	（厘米）
第301天体重	（千克）	第301天前囟	（厘米）
第301天头围	（厘米）	第301天牙齿	（颗）

左脑开发

第十一个月（301～330天）

训练室

从第10个月起，宝宝的理解能力就有了飞速的进步。到了第11个月，父母对宝宝说的话，宝宝几乎全部都能听懂了，不少宝宝能很熟练地称呼"爸爸"、"妈妈"，甚至能称呼第三个亲人；能区分1、2、3，偶尔能为数字排序；对声音的高低很敏感，会自己有意识地弄出不同的声音，并对此乐此不疲。本月，父母应创造机会帮助宝宝认图认字，多给宝宝讲小故事，让宝宝听懂每句话，促进语言等多方面的智能发育。

Baby & Mother

语言智能

吹喇叭

● 益智目标

训练宝宝学会用气，进一步促进宝宝发声。

● 亲子互动

妈妈与宝宝面对面，让宝宝注意到妈妈的动作。

对着宝宝轻轻地把小喇叭吹响。

把喇叭交给宝宝，让宝宝正确地含上喇叭嘴，妈妈同时对着宝宝做吹的动作，让宝宝试着吹。

反复强调吹的动作。

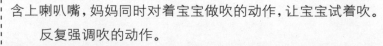

● 专家在线

宝宝现在对吸东西很拿手，但对向外吹气却不算很在行。父母给宝宝喇叭，宝宝首先做到的是吸，如果妈妈对宝宝做吹的动作，宝宝也会试着乱吹。"呼、呼"地吹对语言的发声非常重要，经过一段时间的锻炼，宝宝就会控制自己的用气。

- 语言智能
- 逻辑思维智能
- 数学智能
- 自然智能
- 听觉记忆智能

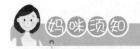

念儿歌

●益智目标

引导宝宝发声，促进其语言技能的增长。

●亲子互动

妈妈对着宝宝念儿歌《小娃娃，甜嘴巴》："小娃娃，甜嘴巴；喊妈妈，喊爸爸；喊得奶奶笑掉了牙……"妈妈每念一句，都要故意加重每句最后一个字的语气，并拉长前面字的发音，念成："小娃——"故意不念下一个字，等宝宝来说。重复多次，宝宝就会明白，也会很有兴趣地等下一个字，会模仿着去念下一个字。"小娃——娃，甜嘴——巴……"

●专家在线

在宝宝能发出不同音节和语调的时候，父母要重视宝宝的发声练习，在宝宝发声时，不但要给予正确的回应，而且还要创造机会让宝宝有发声的强烈欲望。念儿歌的游戏不仅可以让宝宝熟悉儿歌，而且还能促进宝宝语言能力的发展。

妈咪须知

现在是宝宝最喜欢模仿说话的时期，妈妈应该抓住这一时期，多进行语言教育。父母此时要对宝宝多说话，要用正规语言，尽量不要使用儿语，内容是与宝宝生活密切相关的短语，如周围的亲人、食物、玩具的名称和日常生活动作等用语。

听话拿卡片

●益智目标

让宝宝听懂父母的语言，学会听声认物。

●亲子互动

妈妈为宝宝准备各种图片，如动物图片、食物图片、交通工具图片等，妈妈说出图片名称，让宝宝从各种图片中将该图片找出来。如果宝宝找对了，妈妈及时给予鼓励。也可以找来图画书，妈妈说出几种动物或食物的名字，然后让宝宝翻书，从中找到相应的图片。

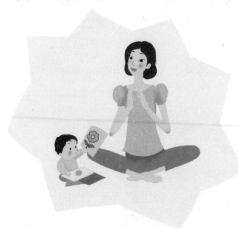

●专家在线

听懂是宝宝说话的基础，在宝宝的理解和表达之间，通常会有一个间隔。通过上述游戏，宝宝会先理解各种图片的含义，然后才能学会说出来。不过宝宝要学习新图要经常练习才行，否则很容易忘记。

Baby & Mother

逻辑思维智能

"这"是我的

● 益智目标

　　培养宝宝的判断能力，让宝宝认识自我。

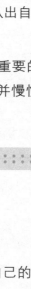

● 亲子互动

　　妈妈把宝宝的东西如玩具、衣服等，和自己的东西放在一起。

　　让宝宝认出哪个是自己的，哪个是妈妈的。

　　把宝宝的玩具与其他小朋友的玩具放到一起，让宝宝认出自己的。

● 专家在线

　　周围的环境对宝宝这种自省的逻辑思维能力有着至关重要的影响。通过各种游戏，可以促进宝宝的心理发展，从而产生自我意识，并慢慢地明白什么东西是他人的、什么是自己的这种初级社会意识。

妈妈吃"饺子"

● 益智目标

　　训练宝宝的分析判断能力。

● 亲子互动

　　让宝宝仰卧在床上，抬起宝宝的小脚丫，让宝宝看到自己的小脚丫。

　　接着对宝宝说："妈妈要吃饺子。"然后大大地张开嘴，将嘴巴凑近宝宝的小脚丫。

　　在嘴巴离宝宝的小脚丫只有一小段距离的时候，放开宝宝的小脚丫，并夸张地做咬的动作。

　　反复多次进行吃"饺子"的游戏。

● 专家在线

　　在游戏中，宝宝通过识别真动作和假动作，提高自己的分析和判断能力。另外，在游戏中的"饺"和"脚"同音，可以让宝宝初步感受到语言的奇妙，提高宝宝学习语言的兴趣。

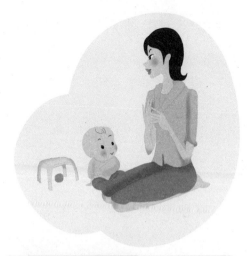

小棍取物

●益智目标

让宝宝理解物与物之间的关系，初步尝试使用工具。

●亲子互动

妈妈与宝宝一起玩皮球，然后故意把皮球放到宝宝能看到但拿不到的地方。给宝宝找来长棍，让宝宝用长棍去把球够过来。如果宝宝不知怎么做，妈妈可以给宝宝做示范。

●专家在线

在这一时期，随着宝宝运动能力的增强，他接触的事物越来越多，其听觉、视觉以及语言能力都在促进大脑的发展。通过前面对宝宝拉绳取物的训练，宝宝应该对使用简单的工具有了一定的了解，所以父母要通过游戏的方式帮助宝宝开发智力。

玩具哪去了

●益智目标

培养宝宝的逻辑思维能力和判断能力。

●亲子互动

妈妈给宝宝找来几个玩具，让宝宝看着，然后将玩具分别藏在不同的地方。

可以把玩具藏在枕头下、盒子里、矮凳下等地方，然后鼓励宝宝去找。有些宝宝很细心，从某处找到一个玩具后，他就不再去该处找其他玩具了，而是换个地方继续找。

妈妈还可以说出玩具的名字，让宝宝去找指定的玩具。

●专家在线

宝宝都很喜欢玩这样的游戏，这个游戏可以促使宝宝去思考和回忆不见的物体去了哪里。通过把消失的物体找出来，可以让宝宝认识到事物的永恒性，宝宝也会从中体会到探索的乐趣。

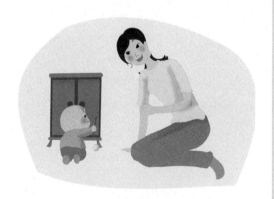

爱心提示

不要苛求宝宝用小棍准确地把球够过来，宝宝只要能有用小棍取球的举动就可以了。如果宝宝多次都不能取到，妈妈要帮宝宝取来，不要让宝宝失去耐心。

▶ Baby & Mother

数学智能

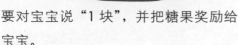

区别1、2、3

●益智目标

发展注意力、记忆力和手的技巧，形成简单数的概念。

●亲子互动

在宝宝的注视下，用大纸把1块糖果包上，并鼓励宝宝打开纸把糖果找出来。

当宝宝打开的时候，妈妈要对宝宝说"1块"，并把糖果奖励给宝宝。

当着宝宝的面，分别把1块糖和3块糖包起来，边包边说："这是1块，这是3块。"

然后再让宝宝都打开，问宝宝要哪一包。

反复玩，如果宝宝总是要3块的那包，说明宝宝已经能区分1和3了。

然后再分别包上2块和3块，重复上述游戏。

●专家在线

数学来源于生活，利用日常生活中的各种事物，丰富宝宝的数学经验，充分调动宝宝的各种感官体会数学概念，这是帮助宝宝学习数学的重要手段。

玩具排排队

●益智目标

训练宝宝对事物的排序能力。

●亲子互动

给宝宝找来三个玩具，在娃娃的前边放上小鸭子，在娃娃的后面放上小猴子。

妈妈问宝宝："谁在娃娃前面？""谁在娃娃后面？"让宝宝指认。

接着妈妈再问宝宝："谁排第一？""谁排第二？""谁排第三？"鼓励宝宝移动玩具，再接着提问。

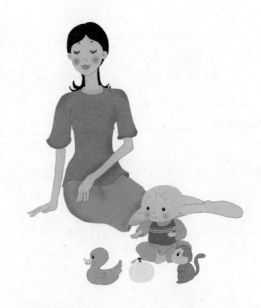

●专家在线

宝宝一开始可能对排序并不是很敏感，但通过这个游戏可以培养宝宝对数目顺序的认识，父母每天都要对宝宝进行这样有目的的数目顺序训练，宝宝就会逐渐熟悉排序这一概念。

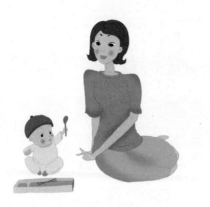

帮妈妈学数学

●益智目标

让宝宝学会认识1个和2个。

●亲子互动

在吃饭的时候，让宝宝给妈妈从盒子里拿出1把小勺。

如果宝宝拿的不是1把，妈妈就要纠正宝宝的动作，让宝宝重新去拿1把。如果宝宝拿对了，妈妈也要做出强调，对宝宝说："宝宝真棒，这是1把勺子。"

接着让宝宝拿1双筷子，要反复强调："宝宝帮妈妈拿2根筷子，是2根支。"并伸出两个手指。

●专家在线

通过前面几个月的训练，应该说让宝宝做到这一点并不是很难，宝宝对1和2也有了初步的理解。

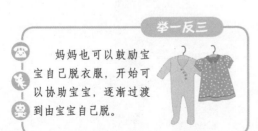

举一反三

妈妈也可以鼓励宝宝自己脱衣服，开始可以协助宝宝，逐渐过渡到由宝宝自己脱。

Baby & Mother

自然智能

脱鞋脱袜

●益智目标

帮助宝宝学会自己脱衣服，培养其生活自理能力。

●亲子互动

晚上睡觉前，鼓励宝宝自己脱鞋和脱袜子。

如果宝宝的鞋有粘扣，开始时妈妈要帮助宝宝拉开粘扣，并引导宝宝观察。下次妈妈可要求宝宝自己拉开粘扣，脱掉鞋子。

开始宝宝自己不会脱袜子，妈妈可以握着宝宝的小手，和宝宝一起把袜子脱下来。几次后，妈妈就可鼓励宝宝自己脱。

当宝宝能自己脱下鞋袜时，妈妈要及时给予宝宝鼓励,让宝宝更有信心。

●专家在线

在宝宝1岁前，应学会自己脱衣服，然后再学会自己穿衣服。在教宝宝脱衣服时，可以教宝宝先摘帽子，再脱鞋袜、衣服。但是，带有扣子或拉链的衣服，父母应事先帮宝宝拉开，因为宝宝这时还不能自己解扣子和拉拉链，不过对于鞋上的粘扣，宝宝一般能自己打开。父母应鼓励宝宝自己的事自己动手，为宝宝以后的自理能力打下基础。

分清饼干和糖块

● 益智目标

认识事物的名称,区分不同的东西。

● 亲子互动

妈妈给宝宝找来形状差不多的糖块和饼干,但味道要有明显的不同。

妈妈拿起糖块,对宝宝说:"这是糖。"然后让宝宝品尝,并问宝宝:"好吃吗?"

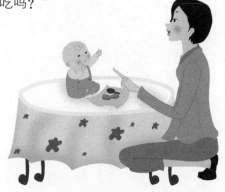

妈妈再拿起饼干,对宝宝说:"这是饼干。"也让宝宝尝,并问宝宝:"好吃吗?"接下来问宝宝:"哪个是饼干?"让宝宝指认。"哪个是糖?"也引导宝宝去指认。

● 专家在线

有意引导宝宝欣赏和品尝食物,会加深宝宝对不同食物的认识。在让宝宝品尝食物的时候,父母要用话语把宝宝的注意力集中到食物的名称和味道上,这样才能引起宝宝的注意。

爱心提示

这个游戏也可以在每次吃饭的时候,向宝宝介绍不同的食物,并让宝宝慢慢地记住它们。

Baby & Mother

听觉记忆智能

小小舞蹈家

● 益智目标

培养宝宝的听觉能力。

● 亲子互动

妈妈给宝宝放一些节奏感较强的音乐。

抱着宝宝合着曲子摇动身体。

鼓励宝宝合着拍子自己晃动身躯,并重复一定的节奏。

● 专家在线

培养宝宝的听觉只从一个方面进行是不够的,为了磨炼宝宝的听觉,身体的运动也是十分重要的刺激。11个月左右的宝宝对音乐的节奏很敏感,也会做出不同的反应。因此,父母要多让宝宝用肢体来配合声音做动作,这既锻炼宝宝的听觉,又能提高宝宝的音乐智能和运动智能。

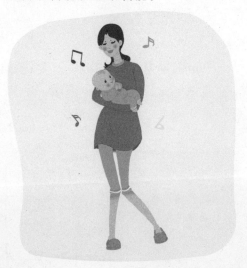

敲瓶子

● **益智目标**

练习辨别不同的声音。

● **亲子互动**

给宝宝找三个可以敲出不同声响的瓶子，或是在三个相同的瓶里装上不同量的水。

妈妈示范着给宝宝敲出很有节奏感的不同声音。

让宝宝自己去敲打，并指导宝宝听不同的音调。

● **专家在线**

宝宝都很喜欢敲击，特别是喜欢敲出声音来。如果宝宝在敲打时发现被敲击物所发出的声音不同，他会非常好奇，并会努力记住敲哪个声音高，哪个声音低，并能听吩咐去敲打。

这个时期的宝宝模仿能力很强，可能会在做完这个游戏之后，用小手去敲身边任何能触及的物品，这个时候父母就要注意了，不要让宝宝接触电视、冰箱等带电的家具，告诉宝宝接触这些家电是危险的，顺便加强宝宝的危险意识和自我保护意识。

● 11个月（301～330天）宝宝左脑智能测评

智能	测评项目	评分		
语言智能	听懂妈妈的简单话语，并能自己咿呀地说一些东西。	良好	一般	稍差
逻辑思维智能	能够去找藏起来的东西，并学会使用工具取物，能将别人的和自己的东西区分开来。	良好	一般	稍差
数学智能	能区分1、2、3，能逐渐给3个数排序。	良好	一般	稍差
自然智能	知道早上和晚上的时间概念，能区分糖和饼干。	良好	一般	稍差
听觉记忆智能	对声音的高、低较为敏感，能有意识地敲打物体使之发声。	良好	一般	稍差

225

右脑开发

第十一个月（301~330天）

训练室

11个月的宝宝对颜色开始有了共性的概念，而且一般最先注意到鲜艳的红色；空间方位感提高很快，喜欢玩各种方位游戏；具有一定的观察和思考能力，喜欢探索；手和眼的协调能力进一步提高，能将杯盖准确地盖在杯子上；能独立站立，并能扶着物体自己迈步；依恋情绪比较严重，对母亲几乎寸步不离。本月中，父母应多为宝宝创造条件进行一些探索类游戏，从而提高其创造性思维的发育；帮助并鼓励宝宝独立站立，并逐渐迈步；多让宝宝与外界交流，加强人际交往能力。

Baby & Mother

形象思维智能

认颜色

●益智目标

帮助宝宝认识不同的颜色。

●亲子互动

给宝宝找来一些不同颜色的物品，并给宝宝指认。

比如，拿起一片绿色的叶子对宝宝说："这是树叶，是绿色的。""这是头发，是黑色的。""这是橙子，是黄色的。"如果宝宝对这些颜色都能辨认，妈妈也可以给宝宝找出深浅不同的绿色或红色辨认。

●专家在线

让宝宝在1岁之前很好地辨认颜色是有一些困难的，因为这时的宝宝对共性的概念还很模糊。

如果父母经常训练宝宝辨认各种不同的颜色，或者深浅不同的同一色彩，就能慢慢地培养起宝宝的共性概念，并逐渐认识越来越多的颜色。

- 形象思维智能
- 空间知觉智能
- 创造性思维智能
- 肢体协调智能
- 人际关系智能
- 视觉记忆智能

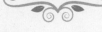

Baby & Mother
空间知觉智能

小小建筑师

●益智目标

培养宝宝的空间思维能力。

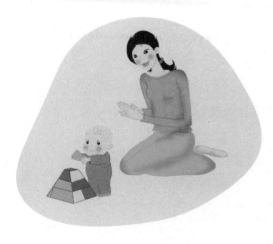

●亲子互动

将一些积木放在宝宝身边，妈妈拿起积木一块块地搭建一座金字塔。

当搭建到金字塔的顶部时，留下一块塔尖，将积木递给宝宝，让宝宝将积木放上去。

让宝宝将积木推倒，妈妈再与宝宝一起重复上面的环节。

●专家在线

这个游戏可以促进宝宝的空间思维能力和数学智慧的发展，在向宝宝演示搭积木的方法时，还可以帮助宝宝感受到基本的积木建筑结构关系。

宝宝的小屋

●益智目标

促进宝宝对立体空间的感知能力，提高宝宝对空间的认识能力。

●亲子互动

用冰箱或是洗衣机的外包装盒，给宝宝制作一个小屋，在那边挖上小窗户，并在屋里放上漂亮的小灯。

父母和宝宝一起装扮小屋，让宝宝随意给小屋涂鸦。

宝宝可以进出小屋，并抱着玩具娃娃一起参观,和父母玩过家家的游戏。

●专家在线

随着小屋相对空间的缩小，宝宝会更进一步对空间有所认识。在游戏中，宝宝也会认识到大与小的不同，以及空间的不同变化。

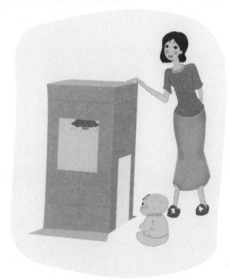

举一反三

父母可以让宝宝玩拼图游戏。要根据宝宝的年龄不同来变换拼图板。拼图板的大小应该与宝宝的年龄成反比，块数成正比。即年龄越大,图板越小,分解的块数越多。

227

Baby & Mother

创造性思维智能

宝宝要让妈妈抱

●益智目标

培养宝宝的分析、判断能力，以及解决问题的能力。

●亲子互动

将宝宝抱到沙发旁的地毯上。

妈妈走到沙发的后面，然后对宝宝说："宝宝快过来，让妈妈抱抱。"

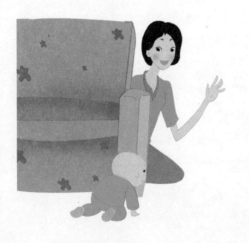

让宝宝学会绕过障碍物去找妈妈。

妈妈不断地更换位置，进一步引导宝宝学会绕过障碍物。

●专家在线

在这个时候，宝宝已经能够扶着物体行走了，宝宝也能在游戏中根据声音去寻找人。当宝宝不能直接让妈妈抱的时候，通过引导，宝宝会很快学会绕过障碍物，这就锻炼了宝宝的观察和解决问题的能力。

宝宝会看书

●益智目标

有意识地培养宝宝的注意力和观察力。

●亲子互动

给宝宝找一本构图简单、色彩鲜明的儿童图册。

妈妈与宝宝一起看，每幅图停留七八秒钟时间，并对宝宝做简单的讲解，如"这是一只小花猫，它在喵喵叫"、"这是漂亮的小房子"……

看过几幅之后，问宝宝："小花猫在哪里？给妈妈找一找。"

如果宝宝不知所措，妈妈要帮宝宝找到小花猫的图，并对宝宝说："原来小花猫在这里。"

●专家在线

宝宝开始对周围的许多事物感兴趣，宝宝的无意注意有了进一步的发展，能够比较长时间地集中注意某一事物，以及专心地玩弄一个玩具，或留心周围人的言语和行动。通过这个游戏，能培养宝宝对事物的观察、思考能力，从而逐渐提升其创造性思维。

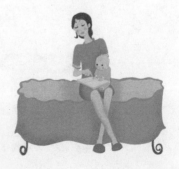

Baby & Mother

肢体协调智能

推推车

● 益智目标

锻炼宝宝的腿部肌肉，训练宝宝以后走路时肢体的协调性。

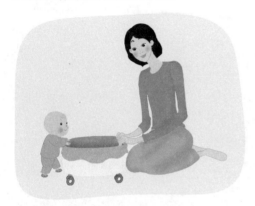

● 亲子互动

妈妈拉着推车，让宝宝抓住车的另一端，慢慢向后退，引导宝宝跟着自己的脚步慢慢向后退，一边退一边鼓励宝宝："宝宝好棒啊，走得真漂亮！"稍稍改变后退的方向，慢慢拉着推车做弧线运动，提高宝宝的灵活性。

● 专家在线

腿部动作的发展对宝宝的成长有着重大意义，在腿部肌肉发展的早期，适当的训练可以促进腿部肌肉和骨骼的生长，为宝宝以后顺利走路作准备。

爱心提示

妈妈要控制好自己的步伐，速度要慢。在变换运动方向之前要给宝宝一定的语言提示，以防宝宝突然跌倒。

葡萄干回家了

● 益智目标

锻炼手部的精确动作。

● 亲子互动

给宝宝一个小口的瓶子，把一些葡萄干撒在宝宝的面前。

妈妈先给宝宝做示范动作，把葡萄干装进小瓶子。

接下来引导宝宝捏着葡萄干放入瓶子里。

● 专家在线

当宝宝的大拇指和其余四个手指能够分开独立使用时，皮肤、肌肉、关节等对脑的刺激就进一步提高。

这个游戏对促进脑功能很有效，通过提高宝宝手指的运动能力和集中注意力，让宝宝的大脑更有效地调节四肢，促进宝宝脑部的发育。

爱心提示

给宝宝放的葡萄干不要太多，以免使宝宝反感。妈妈还要注意，不要让宝宝将葡萄干放入嘴里，以免卡住宝宝。

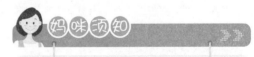

妈咪须知

随着宝宝手部动作越来越灵活，手眼的协调性也进一步完善。此时的宝宝会用手指捏取一些小东西，会玩很多玩具，也能推开比较轻的门，甚至能拉开带滑道的抽屉。因此，这时妈妈要注意宝宝的活动，确保宝宝的安全，不要在宝宝能拉开的抽屉里放药品和剪刀之类的东西。

宝宝迈步走

●益智目标

帮助宝宝学走路，为独立行走作准备。

●亲子互动

妈妈事先为宝宝准备一辆汽车玩具，然后把一根绳子拴在汽车上。

妈妈单手牵着宝宝，宝宝一只手牵着小汽车，然后妈妈牵着宝宝向前迈步走，宝宝也会拉动小汽车向前走。

妈妈稍微快走，宝宝也会在妈妈的牵引下快速迈步，小汽车也会跑得快起来，宝宝走路的兴致也会逐渐增高。

如果宝宝在妈妈单手牵着走时能走得很顺利，妈妈可以试着放开宝宝，让宝宝自己迈步行走。妈妈可在宝宝旁边给予鼓励："宝宝好棒哦！宝宝能走了，小汽车也跑起来了！"宝宝在妈妈的鼓励下，会更愿意练习。

●专家在线

这个月宝宝的行走欲望会逐渐强烈起来，父母应尽量帮助宝宝练习行走。领着宝宝学走，可以让宝宝学得快一些。但宝宝还不能走稳，父母要注意保护好宝宝的安全，不要让宝宝摔得过重，否则宝宝会因害怕摔跤而不肯学走。

学走是一个锻炼宝宝意志的过程，父母要多给予宝宝鼓励和帮助，让宝宝充满信心地学走路。但是要注意每次宝宝独立行走的时间不要超过15分钟。

Baby & Mother

人际关系智能

宝宝讲故事

●益智目标

认识人的各种情感和情绪，培养宝宝的交际能力。

●亲子互动

让宝宝坐在妈妈的膝盖上，拿出宝宝喜欢的图画书。

给宝宝看图书的封面，并告诉宝宝图书的名字。一页一页地翻书，指着图画，给宝宝讲故事。父母将书捧在手上，请宝宝用手翻书，然后让宝宝自己有模有样地"讲"。妈妈同时也跟着宝宝一起讲。

●专家在线

讲故事对于提高宝宝的言语听觉以及语言符号的识别能力都有十分重要的作用。在讲故事的时候，妈妈语速声调的变化及自然表情的流露，对于宝宝的情绪发展、社交活动都有积极作用。并且，宝宝主动翻书还能锻炼手部的精细动作。在讲故事的同时，妈妈也可以给宝宝一支笔和一张纸，让宝宝在纸上涂涂画画，锻炼手指和脑力。

爱心提示

图书选择1厘米左右厚的为宜，书的棱角最好是处理过的圆角，并且要选择不反光的书。

谢谢宝宝

● 益智目标

培养宝宝与人友好交往的能力。

● 亲子互动

妈妈把一个玩具交给宝宝，然后让宝宝送给爸爸。

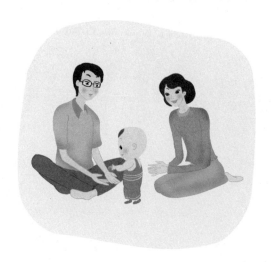

当爸爸接到玩具时，对宝宝说："谢谢宝宝！"并亲吻宝宝。

再把玩具还给宝宝，并让宝宝把玩具交给妈妈。

当妈妈接到玩具的时候，也要对宝宝说："谢谢宝宝，宝宝真乖！"

● 专家在线

对宝宝来说，把东西交给别人，就如同被别人抢了一样，实在是不容易办到。这个别人拿东西给宝宝，和让宝宝拿东西给别人的游戏，可以让宝宝知道别人接到他的东西会很高兴，而且交出来的东西又会回到自己手中，这个循环能消除宝宝的戒备心理，宝宝也会很乐意这样做。

视觉记忆智能

看图片

● 益智目标

发展宝宝的视觉能力，促进认图能力。

● 亲子互动

给宝宝找几张不同的水果图片，认识这几种水果。比如，"这是红红的苹果"、"这是紫色的葡萄"等。接下来问宝宝："红红的大苹果在哪里啊？我们来找一找。"当确认宝宝能认识这几种图片上的水果时，再找来一张有多种水果的图片，让宝宝从不同的水果中找出来。

● 专家在线

这时宝宝喜欢看一图一物，如果宝宝记住了物品名，也见过实物，他会对十分相似的图片也能认识。

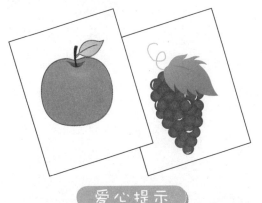

爱心提示

认图的同时也可以让宝宝顺便认几个字，但宝宝要学的东西很多，父母不要对某一方面追求过多。

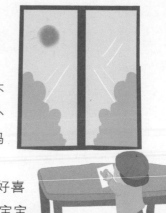

小小绘画家

● **益智目标**

培养宝宝的视觉分辨能力。

● **亲子互动**

妈妈为宝宝准备一张画纸，一些不同颜色、不同类型的画笔。和宝宝坐在窗前，鼓励宝宝看着外边的景物画画。宝宝会拿着画笔随便涂鸦，对此妈妈不要说宝宝画得不好，而要引导宝宝，如："啊，宝宝画的是那棵高高的大树吗？画得真棒！妈妈好喜欢。""宝宝再来画一个太阳吧。"妈妈也可以握着宝宝的手，和宝宝一起画，宝宝的兴致会更浓。

● **专家在线**

宝宝所画的东西可能只是一些不规则的线条，但宝宝同样能从中学到很多东西，并逐步锻炼自己的视觉能力。宝宝的作品在一定程度上也反映出了他的大脑的发育程度。妈妈可以把宝宝不同时期画的画排列在一起，告诉宝宝哪张画得比较好，哪张是妈妈最喜欢的。这样可以指引宝宝的思维向正确的方向发展。

● 11个月（301～330天）宝宝右脑智能测评

智能	测评项目	评分		
形象思维智能	分清两三种纯色，认识圆。	良好	一般	稍差
空间知觉智能	知道前后、上下方位的变化，能把指定的物品放在其他物品的上面。	良好	一般	稍差
创造性思维智能	会绕过障碍物去拿看到的物品，通过对图片的注意和观察，能记下图片。	良好	一般	稍差
肢体协调智能	能够独自站立，扶着物体学走路。	良好	一般	稍差
人际关系智能	在与妈妈玩耍时，会注意到妈妈对宝宝故意做出的表情；懂得与人交换物品。	良好	一般	稍差
视觉记忆智能	可以根据父母的要求，从很多的物品中辨认出所要的东西。	良好	一般	稍差

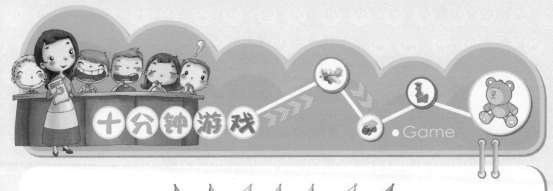

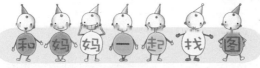

听懂是宝宝说话的基础，11个月的宝宝已经能听懂部分简单的话了。宝宝所发出的每一个音节都是有目的的，只是在宝宝的理解和表达之间，通常会有一个过渡。通过下面和妈妈一起找图的游戏，宝宝会先理解图片的含义，然后学着说出来。妈妈要将下面图片的名称念出来，然后让宝宝去指。当宝宝模仿着发出声音时，父母不但要及时给予鼓励，而且还要创造机会让宝宝有发声的强烈欲望。读图片对于提高宝宝的言语听觉有十分重要的作用，宝宝主动找图还能锻炼手部的精细动作。

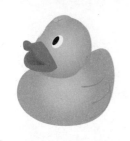

● 小鸭子

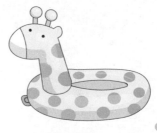

● 长颈鹿

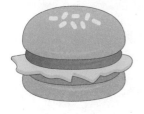

● 汉堡包

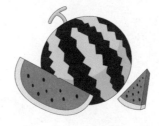

● 西瓜

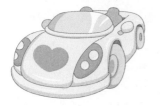

● 汽车

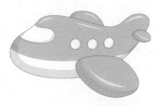

● 飞机

Part 12

聪明宝宝身体发育一览表

第十二个月 331~360天

宝宝终于一岁了
小家伙一天一个变化
好像在一夜之间
宝宝自己就能走路了
高兴的时候还会把小手伸在半空中
扭扭小屁股给我们跳个"宝宝舞"
看着宝宝手舞足蹈乐此不疲的样子
做父母的真是付出再多也无怨言啊

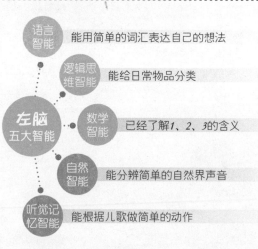

● 宝宝左脑、右脑智能测评标准

 语言智能　　能用简单的词汇表达自己的想法

逻辑思维智能　　能给日常物品分类

 左脑五大智能　　数学智能　　已经了解1、2、3的含义

自然智能　　能分辨简单的自然界声音

听觉记忆智能　　能根据儿歌做简单的动作

形象思维智能　　能辨认出物体形状的相似性，比如半圆和圆

空间知觉智能　　能变换方向去抓取物体

 右脑六大智能　　创造性思维智能　　能利用工具达到自己的目的

肢体协调智能　　可以较平稳的走几步

人际关系智能　　能独立和小伙伴玩耍

 视觉记忆智能　　能记住看过的绝大多数物品

 Baby & mother
本月训练重点

训练播宝宝自己熟练迈步。
除了说"爸爸"、"妈妈"
外，还能说一两个字。
会用小勺子吃
饭，但是不够
熟练。
更会涂画。

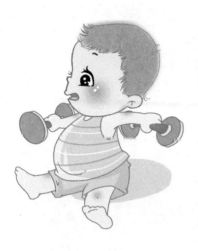

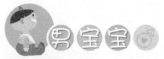
男宝宝

身高	平均 75.3 厘米（70.1 ~ 80.5 厘米）
体重	平均 9.78 千克（7.68 ~ 11.88 千克）
头围	平均 46.3 厘米（43.7 ~ 48.9 厘米）
胸围	平均 46.2 厘米（42.2 ~ 50.2 厘米）
前囟	平均 1×1 厘米
牙齿	平均 2 ~ 8 颗

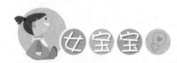
女宝宝

身高	平均 74.0 厘米（68.6 ~ 79.2 厘米）
体重	平均 9.2 千克（7.21 ~ 11.21 千克）
头围	平均 45.2 厘米（42.6 ~ 47.8 厘米）
胸围	平均 45.1 厘米（41.1 ~ 49.1 厘米）
前囟	平均 1×1 厘米
牙齿	平均 2 ~ 8 颗

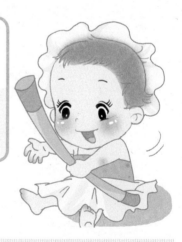

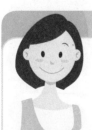

您的宝宝的身体发育记录

第331天身高	（厘米）	第331天胸围	（厘米）
第331天体重	（千克）	第331天前囟	（厘米）
第331天头围	（厘米）	第331天牙齿	（颗）

左脑开发

第十二个月（331～360天）

训练室

宝宝到了12个月，认识的事物更多了，会指身体4～5个部位，能指出5～6张图片；不仅能比较熟练地称呼父母，而且还会学一些动物的叫声，还能指出一些动物的特点；能初步给物品分类，能区别1、2、3代表的概念；喜欢听一些节奏感强的乐曲，并会随着乐曲晃动身体。本月，父母要注意多与宝宝对话，让宝宝学会说更多的话；多带宝宝到户外运动，帮助宝宝认识更多事物，从而刺激宝宝思考、探索，提高左脑发育水平。

Baby & Mother

语言智能

帮宝宝捡玩具

●**益智目标**

训练宝宝说完整的话。

●**亲子互动**

当宝宝想要让妈妈帮他捡玩具的时候，会对妈妈喊不成句的话。

妈妈明白了宝宝的话时，要把宝宝的话补充完整。"宝宝，是要妈妈捡起来吗？宝宝说'妈妈捡起来'。"

等听到宝宝的回音时，妈妈再把玩具拿给宝宝。

- 语言智能
- 逻辑思维智能
- 数学智能
- 自然智能
- 听觉记忆智能

●**专家在线**

这一阶段是宝宝"电报"式语言的阶段，宝宝会将一些不影响语意的说话要素漏掉，比如宝宝想让妈妈捡东西的时候，只会说"捡……"。这时，妈妈要帮宝宝把语句补充完整，逐渐让宝宝学会说规范、正确的语言。

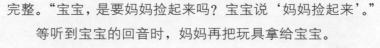

来给娃娃当妈妈

● **益智目标**

丰富宝宝的语言经验。

● **亲子互动**

妈妈和宝宝一起给娃娃当"妈妈"，玩游戏。

让宝宝抱着娃娃，妈妈对宝宝说："娃娃怎么哭了呢？""哦，娃娃饿了。"

接着和宝宝一起给娃娃找吃的，让宝宝用空奶瓶给娃娃喂奶，并像喂宝宝时一样与宝宝说话。最后妈妈对宝宝说："娃娃想睡觉啦！"

● **专家在线**

这个游戏可以进一步引导宝宝主动与娃娃说话，从而加快说话的速度，提高说话能力。

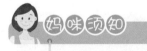

妈咪须知

这时的宝宝也能把语言和表情结合起来，并能发出"抱抱"、"不不"等有意义的语汇。在这时，宝宝语言能力的开发必须配合他的自我表达的意愿，父母应让宝宝多观察各种事物，多听、多触摸，激发宝宝的好奇心。妈妈可以带宝宝多去体验不同的生活，增加宝宝的生活经验。

Baby & Mother

逻辑思维智能

积木过空档

● **益智目标**

训练宝宝的连锁思维能力。

● **亲子互动**

找一把椅背与椅面有空档的椅子，让宝宝站在椅子背后。

妈妈在椅面上竖直放一块长方形的积木。

让宝宝通过空档把长方形的积木拿过去。

当宝宝怎么也拿不过去时，妈妈把积木放倒，让宝宝顺利地拿过去。

反复做，并更换其他的长方形玩具。

妈妈也可以给宝宝预备一套专门开发宝宝智力的积木玩具，这些玩具上面会有不同形状的缺口，一种缺口只能容纳一种相应的积木填入。在宝宝摸索的时候，妈妈不要在旁边指导，如果宝宝向妈妈求助，妈妈也要先鼓励宝宝自己寻求答案，实在不行的时候再给宝宝做示范，这样能增加宝宝的印象。

● **专家在线**

这个游戏可以在宝宝的脑子里形成一连串的连锁思维，能让宝宝初步理解空间位置要互相适应的道理，并能培养宝宝独立思考的习惯和自立的性格，为宝宝以后独立生活作准备。

都是"灯"

●益智目标

运用词语的概括作用发展宝宝的思维。

●亲子互动

妈妈抱着宝宝在屋内寻找每一盏灯。比如来到台灯前，对宝宝说："这是灯。"然后把台灯打开，再关上。

接着再去寻找其他的灯，比如吊灯，也对宝宝说："这也是灯"。同样打开再关上。然后问宝宝："灯在哪呢？"引导宝宝寻找。

如果宝宝找对了，别忘了要赞扬宝宝。

●专家在线

通过对已知事物进行分析研究，得出这一事物的共同特征的能力，是人的一种重要的逻辑思维智能。

这个游戏重在让宝宝总结出一个共性，那就是灯都是会发光的。当宝宝掌握了这一能力，下次再见到他并没有接触过的灯时，也会认出那是灯。但是不要让宝宝一直盯着灯看。

举一反三

父母还可以让宝宝理解"鞋"、"衣服"等一类词的概括性。

小小密码箱

●益智目标

通过事例让宝宝认识大小的不同，并学会操作。

●亲子互动

妈妈把挖有 4 个不同大小孔的纸盒子放在宝宝面前，然后拿出小圆片在宝宝面前演示。

分别比较圆片和纸盒上圆孔的大小，然后按不同的大小将圆片一一放入纸盒子。

递给宝宝一个圆片，然后请宝宝将圆片从合适的圆孔中投进去。

将全部圆片递给宝宝，请宝宝将圆片一一投入纸盒子内。

●专家在线

注意力是观察力、想象力、记忆力、思维能力以及其他智力因素的必要条件和先导。

妈妈平时要多创设吸引宝宝注意的环境，通过游戏的方式培养宝宝的这种能力，会取得很好的效果。

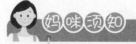

妈咪须知

12个月大的孩子已经有了一定的语言能力，并且具有很强的模仿能力。这时宝宝听到别人骂人同样也会去模仿，因为此时他们还没有好坏之分。当宝宝第一次骂人时，父母一定要严厉地制止，让宝宝知道骂人是不好的行为。千万不要因为宝宝可爱，认为骂人也挺有趣，就去纵容他。

Baby & Mother

数学智能

宝宝要搬家

● 益智目标

训练宝宝的数学能力，并锻炼他的肢体能力。

● 亲子互动

把玩具筐放在沙发上，把各种玩具堆放在远处的地板上。

请宝宝把玩具捡起来，然后放到筐里。

宝宝每成功地将一个玩具搬运到筐里，妈妈就要为宝宝数一次数，并告诉宝宝玩具数。

当宝宝全部搬运完毕，妈妈抱着宝宝，再一次将玩具数一遍。

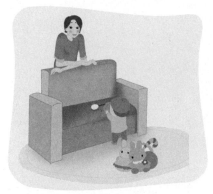

● 专家在线

因为在游戏中加入了数学的成分，所以有益于提高宝宝对数字的感知能力，能为宝宝今后学习数学奠定基础。而且，这个游戏还能帮助宝宝锻炼肢体配合完成动作的能力，对宝宝以后的独立行走大有意义。

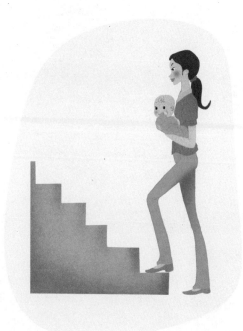

一起数数

● 益智目标

熟悉数字的大小顺序，强化宝宝对数字的概念。

● 亲子互动

妈妈抱着宝宝上下楼。

一边走台阶，一边对宝宝数数，每走一步数一下，从 1 数到 10。

● 专家在线

数数可强化宝宝的数学概念，利用上下楼梯数数，重在让宝宝感知数的变化，培养宝宝的加减能力。在宝宝将近 12 个月时，已经对 1、2、3 比较熟悉了，之所以要从 1 数到 10，是想让宝宝认识更多的数。

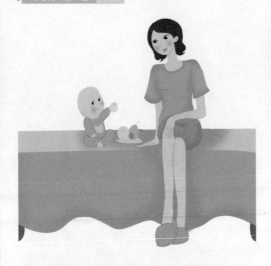

 Baby & Mother

自然智能

打雷下雨

●益智目标

认识自然界的各种声音。

●亲子互动

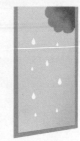

妈妈随时随地做这个游戏，比如在下雨的时候，教宝宝说："大雨，大雨，哗哗哗"、"天上打雷，轰隆隆"……然后引导宝宝模仿，如对宝宝说："大雨，大雨……"等待宝宝去模仿下雨的声音。

●专家在线

随着宝宝自然智能的不断发展，宝宝对生活中的各种事物都变得越来越敏感，也很爱去模仿。通过这个游戏，可帮宝宝进一步了解更多的自然事物，丰富自然经验。

父母可以买一本有自然界各种现象的图片，让宝宝用认图的方式找出能模仿的声音。宝宝很喜欢这种游戏，几乎所有的宝宝都能在很短的时间里学会自然界中几种常见现象发出的声音。在宝宝能模仿声音以后，妈妈也可以就势教宝宝认图片上面的字，令宝宝自然地将图片和文字联系起来了。

我是小当家

●益智目标

学习平均分配，简单地感受除法的概念。

●亲子互动

妈妈为宝宝端来一盘水果。

先问宝宝："这是什么？"让宝宝注意盘子里的东西。

妈妈对宝宝说："请宝宝给我们分苹果，一人分一个。"

宝宝分时，妈妈要在一旁说"爸爸分一个"、"妈妈分一个"、"宝宝也分一个"。

接着再让宝宝分其他的水果。

●专家在线

在这个时候，宝宝对平均分配还没有什么概念，但宝宝可以在父母的帮助下感知物品的分配方式以及多少的概念，从而为以后的数学学习打下基础。如果经常做这类游戏，就会加深宝宝对除法的记忆。

认识动物的特点

●益智目标

看图卡，让宝宝认识不同动物的特点。

●亲子互动

找几张宝宝认识的动物图片，让宝宝再一次认识它们。

指出这些动物的特点给宝宝认，比如"兔子的耳朵长"、"大象的鼻子长"……

看完后问宝宝："谁的鼻子长？""谁的耳朵长？"……

●专家在线

宝宝以前认识的这些动物，会在头脑中形成一个大概的印象。通过这个游戏，可以让宝宝加深对这一动物的了解。学会以认识特点来认识事物时，将会给宝宝带来更为有效的自然记忆能力。

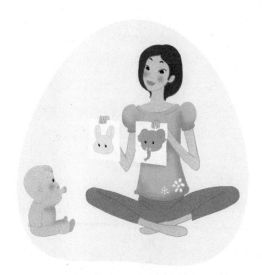

自己吃饭

●益智目标

训练宝宝自己用勺子吃饭，为宝宝早日自己吃饭作准备。

●亲子互动

吃饭时，单独用一个碗给宝宝盛些饭，然后给宝宝一把小勺子，鼓励宝宝自己用勺子舀饭吃。

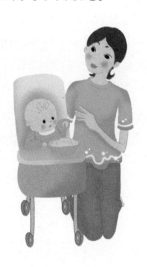

开始时，宝宝可能会将饭弄到碗外边，或者用勺子舀上饭后不能吃到嘴里，妈妈要给予宝宝帮助。

几次训练后，宝宝会自己逐渐用勺子舀饭，并能送入嘴里，这时妈妈应给予宝宝称赞。

●专家在线

多数宝宝在12个月时能自己拿着勺子吃几口饭，但还不能自己吃饱，所以父母不要急于求成，要慢慢培养宝宝的自理能力。当然，也不能因为宝宝做得不好就剥夺宝宝练习的机会。如果经常让宝宝练习，宝宝会学得很快。

认识身体3~5个部位

●益智目标

帮助宝宝认识身体3~5个部位，让宝宝更进一步认识自己。

●亲子互动

妈妈和宝宝一起照镜子，然后引导宝宝认识面部器官，如："宝宝的耳朵在哪里？"让宝宝指认。

在给宝宝洗澡时，妈妈可对宝宝说："洗洗宝宝的小胳膊。""宝宝的小脚丫好白哦，宝宝摸摸小脚丫。"

给宝宝找来玩具娃娃，然后让宝宝和娃娃玩身体部位游戏，如拍娃娃的背让娃娃睡觉，挠挠娃娃的胳肢窝等。

●专家在线

宝宝从第7个月学认第一个身体部位，此后逐渐认识更多的身体部位，如手脚、膝盖、脚丫等。上述游戏能帮助宝宝认识更多的身体部位。

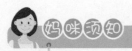

妈咪须知

宝宝的听觉相对来说是很脆弱的，经常大声吵闹或高声放音乐都会损害孩子的听力。有证据证明，经常使孩子置身于高声的音乐中，会导致孩子听力受损。因此，应禁止对宝宝大声吵闹和放高声的音乐。

Baby & Mother

听觉记忆智能

找朋友

●益智目标

锻炼宝宝听儿歌做动作的能力。

●亲子互动

妈妈与宝宝一起玩"找朋友"的游戏。妈妈唱儿歌"找呀，找呀，找朋友"，同时向宝宝招手，也让宝宝向自己招手。唱到"找到一个好朋友"时，对宝宝点头，也让宝宝对妈妈点头。唱到"敬个礼"时，妈妈要伸手到耳边，引导宝宝模仿。唱到"握握手"时，要与宝宝握手。唱到"你是我的好朋友"时，先指别人再指自己。

唱到"再见"时，向宝宝挥手。

●专家在线

这个时期，宝宝已经能听懂父母的很多话，也对父母说话的语调有理解。妈妈经常在游戏中说话给宝宝听，不但可以提高宝宝的听觉能力，而且对宝宝的语言发展有帮助。这个游戏建议多个父母和多个宝宝一起完成，因为许多宝宝排成一行一起做动作会很有趣，宝宝也容易学会。按照节拍做动作，可以为宝宝日后律动作准备。

听妈妈的话

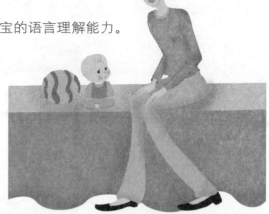

● **益智目标**

锻炼宝宝的听觉，同时能提高宝宝的语言理解能力。

● **亲子互动**

妈妈和宝宝坐好，然后妈妈开始发指令，让宝宝按指令做动作。

妈妈可以说"拍拍腿"、"摸摸头"、"摸摸鼻子"、"摸摸耳朵"，或者"摆摆手"等，说完之后再让宝宝按照指令做动作。

如果宝宝做不到，妈妈可以手把手地教宝宝。给宝宝做示范，然后再跟宝宝说"拍拍腿"，看宝宝是否能顺利地做到。

● **专家在线**

宝宝的理解能力越来越强了，能听懂许多话了。

这个游戏主要是帮助宝宝感知声音，理解话语。当宝宝能听懂并理解妈妈的话后，妈妈可以让宝宝做一些力所能及的事，比如把杯子递给妈妈，把报纸拿给爸爸等。

● 12个月（331～360天）宝宝左脑智能测评

智能	测评项目	评分		
语言智能	能用简单的一两个字表达出自己的意思。	良好	一般	稍差
逻辑思维智能	学会给物品分类，比如见到发光的物体能概括地说是"灯"。	良好	一般	稍差
数学智能	对1、2、3三个数字有所认识，并能区分它们所代表的多少。	良好	一般	稍差
自然智能	能分辨出两三种自然现象的声音。	良好	一般	稍差
听觉记忆智能	能根据父母唱的儿歌做简单的动作，对不同语调的表达有一定的感知能力。	良好	一般	稍差

右脑开发

第十二个月（331~360天）

训练室

宝宝到了12个月时，能初步辨别出物体的形象性，能分清半圆和整圆；观察、创造能力增强，认识的食物也越来越多；手部的灵活性更有所提高了，能自己拿笔涂画，会用勺子自己吃几口饭，能用食指和拇指捏起细线；能在父母的帮助下站稳，并会主动调节身体平衡，让身体不至于摔倒，喜欢接近小朋友，怕生现象逐渐消失。本月，父母应多与宝宝玩一些图形、数字游戏，提高宝宝的思维能力；让宝宝多接触外界，提升宝宝的交际能力。

Baby & Mother

形象思维智能

看图认数字

●益智目标

根据图形联想数字1、2、3。

●亲子互动

让宝宝仔细看图，并认真地想，看这些物体像哪个数字。

●专家在线

宝宝将近一周岁的时候，已经对图有了一定的认识能力，应该对1~3这三个数字有了认识能力。建议妈妈多和宝宝做此类的游戏。

这个游戏重在帮助宝宝进一步加深对物体形象的理解，发展宝宝的联想能力和表达能力。宝宝猜对以后，妈妈要及时给予鼓励，激发宝宝继续游戏下去的积极性。

- 形象思维智能
- 空间知觉智能
- 创造性思维智能
- 肢体协调智能
- 人际关系智能
- 视觉记忆智能

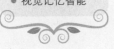

圆和半圆

● 益智目标

培养宝宝的形象认知能力。

● 亲子互动

妈妈给宝宝用硬纸板做一个大的圆，并将圆对折。

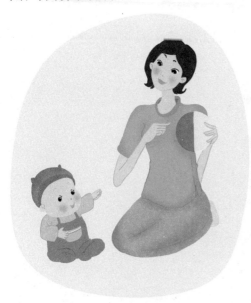

将两个半圆涂成不同的颜色。

前边宝宝已经认识了圆，妈妈可以先让宝宝再认识一下圆。

然后对折，告诉宝宝"圆的一半是半圆"、"两个半圆是整圆"，再将整圆打开给宝宝看。

● 专家在线

这个游戏是在培养宝宝的图形认知能力。

通过把一个圆折叠成两个半圆，展开又成为一个圆，让宝宝感知圆与半圆的关系，并初步了解二分之一的概念。

Baby & Mother

空间知觉智能

拔河比赛

● 益智目标

让宝宝感受空间的突然变化，锻炼宝宝的平衡能力。

● 亲子互动

让宝宝坐在床上，妈妈坐在宝宝的背后保护宝宝。

爸爸抓住弹力袜的一端，让宝宝抓住另一端。

爸爸轻轻向后拉袜子，让宝宝也学着爸爸的样子往后拉。爸爸突然松开手,让宝宝自然向后仰进妈妈的怀抱。

反复和宝宝做这个游戏。

● 专家在线

游戏中的突然变化可以带给宝宝极大的新鲜感，当宝宝突然后仰时，宝宝的头部会在瞬间体验到空间的变化，这对宝宝的平衡力、控制力发展都有很大的帮助。

这个游戏也能用来测定宝宝站立的稳定程度，自己能站得很稳的宝宝，在父母施力不大的情况下，不仅能站稳，还能有向后拉的力量。

爱心提示

游戏时，妈妈要靠近宝宝，防止宝宝摔倒；妈妈的服饰上也不要有金属物，以防划伤宝宝。另外，爸爸用力不要过大，以免宝宝不适应。

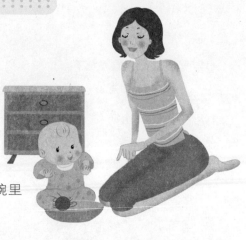

球在碗里转 ············

● 益智目标

培养宝宝的立体空间感知能力。

● 亲子互动

将球放在碗里,并让球在碗里转动起来。

让宝宝观察球在碗里的转动情形。

让宝宝抓住转动的球,然后再放进碗里重新让球转起来。

● 专家在线

在这个时期,随着宝宝视觉能力的提高,宝宝对运动的东西会表现出相当的兴趣。由于视觉范围的扩大,宝宝对空间的认识会有更大的进步。通过碗里球的转动,宝宝会感知到空间的存在。

⊪ Baby & Mother

创造性思维智能

小球上积木 ············

● 益智目标

训练宝宝的观察力和肌肉动作。

● 亲子互动

给宝宝两块积木和一个乒乓球。

让宝宝把两块积木搭起来,再把乒乓球放上去。乒乓球总是从积木上滚下来,这时给宝宝拿来第三块积木。让宝宝把这块积木与另一块积木摆成一个角度,然后把乒乓球放在这两块积木组成的角度中间,这时乒乓球就成功地放上去了。让宝宝重新做一次。

● 专家在线

这时的宝宝手眼协调能力进一步完善,通过这个游戏,可以进一步训练宝宝的观察力和肌肉的动作能力,并认识物体的立体感、物与物之间的关系,以及圆形物体可以滚动的概念。

瓶子排排队

●益智目标

培养宝宝的观察能力，开发宝宝的智力。

●亲子互动

妈妈将大小高低不同的瓶子简单地装饰一下。

把瓶子交给宝宝，然后对宝宝说，"瓶子要出去郊游，我们请瓶子们排着队走。宝宝快来帮帮它们。"

妈妈帮宝宝来排，可以按大小来排，也可以按高低来排，还可以按妈妈给瓶子的装饰颜色来排。

等宝宝掌握了一定的规律后，让宝宝自己来排。

●专家在线

当宝宝的肢体和手眼有了一定的协调能力之后，宝宝的观察和操作能力就会进一步得到提高。这个游戏让宝宝通过观察来寻找事物的规律，进一步开发了宝宝的分析、综合以及解决问题的能力。这是一个很有创造性的游戏。

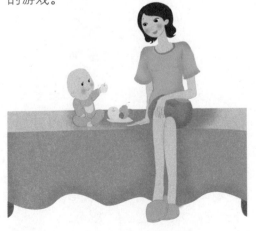

开盖取物

●益智目标

培养宝宝的分析事物规律的能力。

●亲子互动

当着宝宝的面把一个小玩具放到盒子里，并把盒子的盖子盖上。

打开盒子，把玩具取出来，然后再放进去，并把盒子盖好。

把盒子交给宝宝，并对宝宝说："宝宝，把玩具拿出来。"

引导宝宝打开盖子取出玩具。

如果宝宝兴致不高的话，父母也可以把玩具换成宝宝喜欢的食物。

当宝宝把食物拿出来的时候，父母除了夸奖宝宝之外，也可以让宝宝吃一点食物，激发宝宝继续游戏下去的热情。

但不要给宝宝吃太多，以免宝宝吃不下饭或者胀肚。

●专家在线

重复做这个游戏。宝宝通过观察，会记住并分析出取到玩具所要做的动作，从而培养了宝宝观察和分析事物的能力。在宝宝已经能很熟练地完成这个游戏之后，父母可以将此游戏延伸。父母可以分别拿出装糖果的盒子和装玩具的盒子，在宝宝面前将物品取出，让宝宝把玩之后，再放回盒子里。示范一次之后，再让宝宝模仿父母将物品装到相应的盒子里。这样还能增加宝宝的生活自理能力。

Baby & Mother

肢体协调智能

妈妈在哪里

● 益智目标

锻炼宝宝的行走能力。

● 亲子互动

将宝宝抱到沙发旁边的地板上，旁边放一些宝宝喜欢的玩具，让宝宝自己玩。

妈妈悄悄离开，躲到沙发后面。

妈妈轻声地叫宝宝的名字，逗引宝宝寻找妈妈。妈妈不断地更换位置，引导宝宝站起来扶着沙发自己走。

● 专家在线

在将近12个月的时候，宝宝已经能够自己扶着东西慢慢行走了，但是胆子还比较小。

这个游戏可以鼓励宝宝大胆地学走路，锻炼他的行走能力。而且，这个时候的宝宝探索欲也很强，通过对环境的积极探索，能进一步扩大宝宝的世界。如果宝宝摔倒了，妈妈不要急着跑过去抱起宝宝，而要鼓励宝宝自己站起来。这有利于锻炼宝宝坚强的性格。

爱心提示

游戏中妈妈不要一味地让宝宝寻找，要适时地让宝宝发现自己，然后再躲起来。并且要注意，不要走得太远，也不要躲到有障碍物的地方，以免摔伤宝宝。

码积木

● 益智目标

训练宝宝精确的手眼协调能力。

● 亲子互动

将积木从盒子里倒出来，然后让宝宝将积木码入积木盒子里。

在码积木时，宝宝有时会将积木垒在另一块积木上面，这时妈妈要及时表扬宝宝，宝宝就会继续码积木。

妈妈将宝宝码好的积木取出来，然后告诉宝宝："宝宝垒了一座两层楼房哦。"如果宝宝在积木上又垒一块，妈妈就告诉宝宝："楼房垒到三层啦。"宝宝会非常高兴。

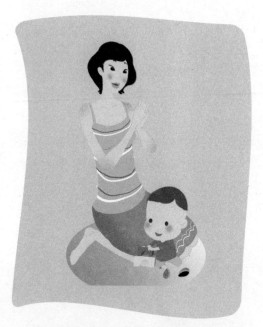

● 专家在线

宝宝的手部现在更加灵巧了，而且会自己动手做一些创造性的活动。游戏不仅能锻炼宝宝手部的灵活性，而且能提高宝宝的创新能力。

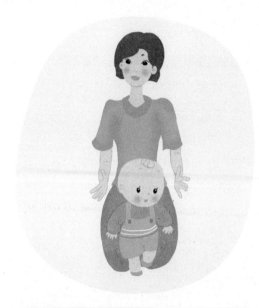

不倒翁宝宝

● 益智目标

帮助宝宝站得更稳，减少学走路时的摔跤。

● 亲子互动

妈妈将宝宝扶起，站在宝宝身体的一侧，在宝宝不用扶物能站稳时对宝宝说："宝宝是个不倒翁。"

然后轻轻从前方或后方推宝宝的身体，促使宝宝调整自己的身体，以便站得更直。

妈妈再换个角度，从宝宝的左、右两侧推宝宝的身体，促使宝宝站得更稳。

● 专家在线

宝宝要学会走路，就一定要先站稳。上述游戏能帮助宝宝主动保持身体平衡，让自己逐渐站直、站稳。有了事先的这些准备，宝宝在学走时遇到碰撞，就能自己稳住身体，不至于摔跤。

开门，请进

● 益智目标

训练手眼协调能力，理解事物之间的联系。

● 亲子互动

妈妈领着宝宝走到卧室门前，然后用钥匙打开门上的锁，将门打开。

将钥匙交给宝宝，然后鼓励宝宝将钥匙插进锁眼里。宝宝插不准时，妈妈要手把手教宝宝将钥匙插入。

钥匙插入后，鼓励宝宝自己将钥匙从锁中拔下。然后让宝宝自己去插钥匙，当宝宝插入，立即把门打开，并对宝宝说："宝宝请进吧。"

● 专家在线

宝宝的手眼协调能力到这时已经得到了充分的锻炼，宝宝已经能够看准事物，并能够做一些比较精细的动作。将钥匙插入锁眼里，更需要宝宝视觉判断的精确度和手指的灵活性。

妈妈要注意不能让宝宝拿太小的钥匙，因为太小的钥匙容易被宝宝吞掉，引起呛噎而发生危险。

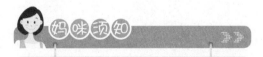

妈咪须知

在12个月时，宝宝逐渐开始把自己的动作和动作对象区分开来，这是自我意识的最初表现，以后会进一步认识到自己，并把自己作为主体从客体中区分出来。这一时期是一个人个性特征发展的重要阶段。为此，父母要多陪宝宝玩，让宝宝有一个良好的成长环境，尽量让宝宝懂得礼貌，心情开朗。

Baby & Mother

人际关系智能

宝宝戴帽子

●益智目标

鼓励宝宝练习自理。

●亲子互动

给宝宝选一顶易戴的硬檐帽子。让宝宝拿稳帽子前檐，将帽子扣在头上。教宝宝把帽子拉正。如果宝宝不懂怎么拉正，就把宝宝带到镜子前练习。

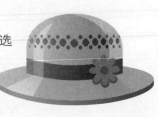

●专家在线

这时期宝宝已经逐渐形成自理能力，对很多事情也会表现出自己的情绪，在这时应满足宝宝的独立要求。

切面包

●益智目标

训练宝宝的手眼协调能力。

●亲子互动

准备一套木制的刀具和一些松软易碎的面包。妈妈先为宝宝做演示，让宝宝看怎么用刀切东西的。切完后，把东西摆好，培养宝宝的秩序感。

●专家在线

这时期的小宝宝最喜欢模仿父母的动作，可以让宝宝向父母学着做一些事情，让宝宝的小手变得更灵巧。

你我一起学走路

●益智目标

让宝宝学会与同龄人交往。

●亲子互动

把宝宝带到小朋友多的地方去玩。引导宝宝和小伙伴们招手、点头、笑，然后与正在学走路的小伙伴一起学走路。

●专家在线

学步是宝宝与同龄人交往的最好时机，从小熟悉的孩子容易成为好朋友，这会增进宝宝主动交往的意识。

荡秋千

●益智目标

刺激感官,让宝宝感受浓浓的亲情。

●亲子互动

父母坐在床上，双手握在一起，让宝宝躺在手臂围成的"秋千"上，慢慢地摇晃手臂，将宝宝荡起来，逐渐增加摇晃的幅度。

●专家在线

这个游戏让宝宝与父母的身体相接触，让宝宝感受更多的亲情。此游戏能促进宝宝的运动能力、平衡能力以及身体控制能力的提高。

爱心提示

妈妈可以边唱儿歌边和宝宝玩这个游戏：一二三，三二一，小宝宝，荡秋千，荡过河，荡过山，一荡荡到白云边。

Baby & Mother

视觉记忆智能

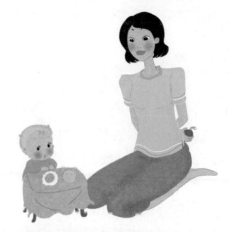

勺子取豆豆

●益智目标

通过实物数数，让宝宝通过观察，掌握对数字的认知。

●亲子互动

在一个盘子里放上一些豆豆，给宝宝一把勺子。

妈妈对宝宝说："请宝宝用勺子取1粒豆豆。"然后把取来的豆豆放在另一个盘子里。如果宝宝取对了，妈妈就用红笔在盘子下的硬纸上画一朵红花；如果取错了就画个圆圈。接着妈妈对宝宝说："请宝宝用勺子取2粒豆豆。"最后让宝宝用勺子取3粒豆豆。

●专家在线

因为很多的豆豆在一起，宝宝会用眼睛作出判断，会根据妈妈的指令去数豆豆，并对其进行操作，这就锻炼了宝宝的视觉能力。

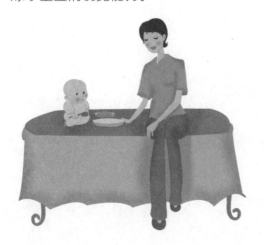

哪个东西逃跑了

●益智目标

训练宝宝的观察和视觉记忆能力。

●亲子互动

当着宝宝的面，在桌子上摆放几样物品。让宝宝注意看，并把它们记下来。让宝宝转过身去，妈妈拿走其中的一个物品。让宝宝转过身来，问宝宝："什么东西不见了？"如果宝宝答对了，就要表扬宝宝；答错了就要提醒宝宝，让宝宝注意观察。

●专家在线

宝宝通过观察，会记下所看到的物品，如果拿走的那个物品正是宝宝所喜欢的，宝宝一定会清楚地作出反应。在做这个游戏时，父母要注意引导宝宝去观察和记忆。让宝宝发现事物的不同变化，进而培养宝宝敏锐的观察能力。

爱心提示

在选择物品的时候，一定要选择宝宝所喜欢的，并且数量不要太多，以免宝宝无法去记忆，对游戏失去兴趣。

分清大、中、小

●益智目标

训练宝宝的观察能力，分清物体的大、中、小。

●亲子互动

为宝宝准备三个大小不同的彩球，然后让宝宝分辨大小。如果宝宝分对了，妈妈要给予称赞。

妈妈在收拾衣服时，可以和宝宝一起收拾，比如让宝宝来分爸爸的袜子、妈妈的袜子和宝宝的袜子。

吃饭时，也可让宝宝来分碗的大小，并和宝宝一起将最小的碗放入中等的碗内，再将中等的碗套入大碗内。

妈妈也可以拿几个大小不等的玩具给宝宝，让宝宝把最大的挑出来。

●专家在线

宝宝在 8～9 个月的时候，已经能分清大小了。到了 12 个月，宝宝便能分清大、中、小了。

这个游戏可以进一步锻炼宝宝眼睛的灵敏性，刺激宝宝的视力发育。

12个月（331～360天）宝宝右脑智能测评

智能	测评项目	评分		
形象思维智能	能粗略地分清半圆和圆，能辨认出物体形状的相似性。	良好	一般	稍差
空间知觉智能	更进一步地认识空间，并能感受到空间的存在，能变换方向去抓取物体。	良好	一般	稍差
创造性思维智能	学会利用其他物品以及工具帮助自己达到所要的目的。	良好	一般	稍差
肢体协调智能	手眼能协调地做一些精细的动作，可以较为平衡地走几步。	良好	一般	稍差
人际关系智能	会自己做戴帽子等简单的自理活动，能和小伙伴一起玩。	良好	一般	稍差
视觉记忆智能	眼睛视线能够跟着物体运动而改变，对看过的大多数东西有所记忆。	良好	一般	稍差

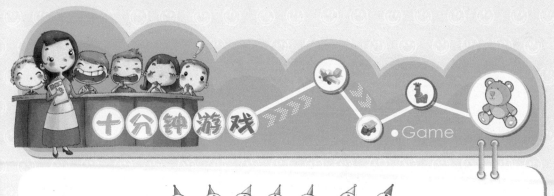

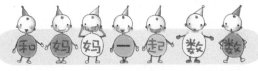

　　数学是训练思维能力的体操，很多妈妈都知道把数学教育作为宝宝智力开发的重要内容。在将近 12 个月时，宝宝已经对 1、2 比较熟悉了，现在需要让宝宝熟悉 10 以内的数字，熟悉数字的大小顺序，强化宝宝对数字的概念。妈妈要不断重复地给宝宝念图片上的数字，加深宝宝对数字的印象。这个游戏有助于提高宝宝对数字的感知能力，能为宝宝今后学习数学奠定基础。

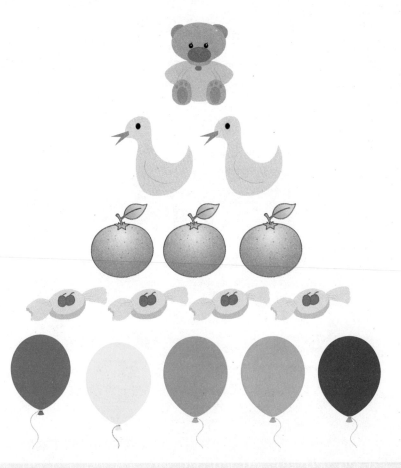

影响宝宝大脑发育的食物

从宝宝还处于胎儿时期开始，父母就想尽一切办法给宝宝增加营养，希望将来的宝宝健康、聪明。宝宝出生之后的食谱更是成了家里的头等大事。应该给幼小的宝宝吃什么？怎么吃？很多父母不惜一切代价给宝宝买昂贵的营养品，但却忽略了平时普普通通的食物中蕴涵的大学问！本文将介绍几种有助于宝宝人脑发育的食物，还会告诉父母会损害宝宝脑部发育的食物，为您的宝宝健康成长护航。

◆ 促进宝宝大脑发育的食物

01 黄花菜

黄花菜被专家称为"健脑菜"，它具有安神作用。黄花菜中含有的蛋白质、脂肪、钙、铁是菠菜的 15 倍。宝宝常吃黄花菜对健脑非常有益。

02 蛋类

无论是鸡蛋、鸭蛋还是鹌鹑蛋，对宝宝来说都是很好的健脑食品。因为蛋类不仅是极好的蛋白质来源，而且蛋黄中的卵磷脂经吸收后释放出来的胆碱，能合成乙酰胆碱，乙酰胆碱能显著增强宝宝的记忆力。此外，蛋黄中铁、磷的含量较高，也有利于宝宝的脑发育。

03 鱼类

鱼肉含大量不饱和脂肪酸，还含有丰富的钙、磷、铁及维生素等，这些都是宝宝脑部发育所必需的营养。经常吃鱼也可以增强和改善宝宝的记忆力。但宝宝食用时，要注意别让鱼刺卡住宝宝的喉咙。

04 大豆

大豆含优质蛋白和不饱和脂肪酸，是脑细胞生长和修补的基本成分。适量的地宝宝吃一些大豆，可以增强和改善宝宝的记忆力，促进宝宝大脑发育。

05 核桃仁

核桃仁有益血补髓、强肾补脑的作用，能很好地促进宝宝大脑的健康发展。父母可以炖核桃粥给宝宝吃，但因为核桃仁含油脂较多，不易消化，所以一次不宜多吃。

06 牛奶

每 100 毫升牛奶含蛋白质 3.5 克、钙 125 毫克。牛奶中的钙有调节神经、使肌肉兴奋等功用。早饭后喝一杯牛奶，有利于改善认知能力。

随着生活水平的不断提高，父母可以给宝宝提供的食谱也逐渐丰富了起来。但其实有许多食品是不适合宝宝多吃的，宝宝多吃以后会损害大脑，影响脑部的发育。下面列出的就是不能多给宝宝吃的食物。

◆ 损害宝宝大脑的食物

01 含铅食物：爆米花、松花蛋

铅是脑细胞的一大"杀手"，食物中含铅量过高会损伤大脑，引起智力低下。比如爆米花，有的父母在带宝宝逛公园或者游乐园的时候，会给宝宝买爆米花吃。殊不知由于爆米花在制作过程中，机罐受高压加热后，一部分表面的铅会变成气态铅附着在爆米花表面，所以常吃爆米花容易引起宝宝智力低下。再比如皮蛋，皮蛋在制作过程中，需要有氧化铅和铅盐，而铅具有极强的穿透能力，所以宝宝吃皮蛋也会影响智力。

02 含过氧脂质的食物：煎炸食物、腌制食品

研究表明，油温在 200℃ 以上的煎炸类食物及长时间曝晒于太阳下的食物中均含有大量的过氧脂质，如果人体长期摄入，将会导致体内代谢酶系统受损，引起大脑早衰或痴呆。所以父母应该少给孩子吃油炸鸡腿、鸡翅之类的食品。

03 糖精、味精含量较多的食物

如果在日常生活中食用糖精过多，就会损害大脑细胞组织。医学专家给出了 1 周岁以内的宝宝禁食糖精的意见。另外，一周岁以内的宝宝食用味精有引起脑细胞坏死的可能，所以味精也是少吃为好。

04 过咸食物：食盐、咸菜

宝宝对食盐的生理需要极低，因此宝宝每天的食盐摄入量应该控制在 4 克以下。如果父母经常给宝宝吃过咸的食物，会损伤宝宝的动脉血管，影响其脑组织的血液供应。宝宝的脑细胞会因为长期处于缺血缺氧状态而造成智力迟钝、记忆力下降。所以，宝宝的食物建议以清淡为主。

最后，祝愿天下所有的宝宝都能健康成长，平安快乐！

家庭典藏系列

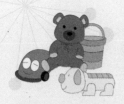

0～1岁聪明宝宝

左脑右脑大开发

美术编辑 王道琴

版式设计 李自茹

制　　作 北京阳光图书工作室

鸣谢模特 宝宝 崔皓然

模特摄影 精灵豆婴幼儿摄影

参考书目 《中国儿童游戏方程（0～1岁亲子益智游戏)》：区慕洁主编，
中国妇女出版社，2007年11月出版。

《中国儿童游戏方程（1～3岁亲子益智游戏)》：区慕洁主编，
中国妇女出版社，2007年11月出版。

《0～3岁亲子游戏》：戴淑凤编著，北京出版社，2007年04月出版。

《百万智测：1～3岁多元智能训练与测评》：区慕洁主编，上海
第二军医大学出版社，2007年01月出版。

《0～1岁多元智能训练与测评——中国早教网·早教中国百万智
测书系》：区慕洁主编，上海第二军医大学出版社，2007年01
月出版。

《让宝宝更聪明0～3岁：提高婴幼儿大脑潜能的660个亲子游
戏》：罗路晗主编，吉林科学技术出版社，2006年04月出版。

《多元智慧培养亲子游戏100例（1～2岁)》：北京红黄蓝教学
研究中心编著，中国宇航出版社，2005年06月出版。

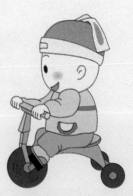